真健康

HEALTH

99歲國醫大師無病到天年的養生秘訣

路志正——著

目錄

〔第一章〕養生應該從何入手

〔第二章〕沒有病卻總是渾身難受

〔第三章〕脾胃調養要順應四季冷熱

〔第四章〕

現代人的濕病是百病之首

〔第五章〕

常見問題結合脾胃療法

〔第六章〕

慢性疑難病的脾胃養生法

{ 第一章 }

養生應該從何入手

上天有時候似乎亦有不公，有的人天生身體素質好，有的人從小就體弱多病。中醫有「腎為先天之本」的說法，認為這些區別是由先天精血遺傳所決定的。同時中醫認為「脾胃為後天之本」，先天不足可以通過調理後天的脾胃來彌補。

先養脾胃，而不是急於補腎

上天有時候似乎是不公平的，有的人天生身體素質好，有的人從小就體弱多病。中醫有「腎為先天之本」的說法，認為這些區別是由先天精血遺傳所決定的。但上天卻又是公平的，因為後天的生活環境與習慣可以彌補先天不足的缺陷。同時中醫認為「脾胃為後天之本」，先天不足可以通過調理後天的脾胃來彌補，所以有「以後天補先天」之說。因此我們看一個人三十多歲以後的身體差異狀況，基本上是由他自己的生活習慣造成的。

我們的身體稟受父母的精血，出生之後，一個人身體的先天素質就已經決定了。腎為先天之本，就是指受自先天的元精。同時，您的腎中精氣是否充足，也會決定孩子的先天素質。但是先天因素只是決定身體素質的條件之一，您身體的實際健康情況，看的還是後天的調養。就像一個水缸，缸的大小決定了能裝多少水，這是先天因素；而水缸裡實際裝了多少水，看的就是後天因素了。後天的生活方式及環境可以改變先天基因的序列，所以中醫也講「補養後天來資助先天」。

去年的時候，一個患有變異性哮喘的四歲小男孩問我：「爺爺，我能跑得像劉翔那麼快嗎？」我告訴他：「能啊，只要你勇敢堅強，不挑食，長大以後就能跑得像劉翔那樣快。」這句話並不是安慰他的，其實天地生養萬物，待人最厚，人體包含著無限的可能性。從先天的角度來說，每個人跑步速度的極限都是很高的，大多數人都能跑得跟劉翔一樣快。但是實際能跑多快，就得看後天的訓練了。當然，先天素質越好，訓練的效果就越明顯。

先天因素決定了一個人壽命的極限，所以稱為「天年」。人的天年一般能達到一百二十歲而不衰，只是現實中很少有人能活到「天年」，因為一個人的實際壽命更主要是由後天因素所決定的，而後天的關鍵就在於脾胃，在於個人飲食有節，生活規律。

上天給了人很長的「天年」，這是上天和父母的恩賜。我們要知道珍惜，才能無災無病活到「天年」。現在，我們很多人不知道珍惜身體，年輕時似乎也看不到有什麼不適的反應，是因為我們的身體正處在蓬勃旺盛的時期，但是三十多歲以後，人近中年，不良生活習慣的影響就逐漸顯露出來了。

就說古代的武狀元和現代的運動員，他們魁偉強健、精力充沛，可以說是先天素質比較好的人了，但是他們的平均壽命都偏短。生卒年有史可稽的武狀元，平均壽命只有六十多歲，比手無縛雞之力的文狀元低很多。而現代運動員的平均壽命更短，甚至已經低於普通人的平均壽命。

為什麼先天素質優越的人壽命反而不如常人呢？《道德經》中的一句話很好地解釋了這一點：「物壯則老，謂之不道，不道早已。」說的就是精力不可過度用盡，極則必反的道理。事物過分強壯了就會走向反面，過分恃強好勝，不知愛護體力精力，不合養生之道，結果就會出現問題。

現代運動員的體能訓練，包括很多人平時鍛鍊身體的方法，大多建立在超負荷的基礎之上。他們運動量大，消耗的能量物質多，身體正常的恢復和補充能量的能力供應不上。在過度消耗之後，我們的身體出於一種補償機制，會讓身體的某些部位得到超量恢復，這跟會哭的孩子有糖吃的道理是一樣的。某個部位消耗過度了，受損傷了，就開始向身體母親喊委屈，身體就調動元氣，讓這個部位得到超量的補充。但是我們身體的恢復能力也是有限的，不可能無休無止地滿足超量恢復，這種鍛鍊方式通過身體的補償機制，讓肌肉發達了，讓肺活量增加了，讓心肌增強了，但是在這種超量恢復的過程中，脾胃這個為身體補益元氣的後天之本被損傷了，人就會元氣不足了。

元氣是人體生命活動的原動力，也是人體最基本、最重要的精微物質。它由先天精血所化生，依靠後天水穀精氣的不斷補充培育，才能發揮正常的生理作用。脾胃如果受到了損傷，那麼元氣就得不到水穀精氣的補充，這樣「以後天資助先天」的基本生理活動就出現了問題，長期下來，身體健康怎麼能不出問題？所以中醫說：「存得一分胃氣，便留一分生機。」平日我們的身體一旦出現什麼問題，首先就會在胃口上反應出來。不管是傷風感冒、頭痛小疾，還是患上重病，身體一旦不舒服，食欲就會下降。我們看一個病人是否徹底恢復健康，也可以看他的脾胃功能是否恢復，如果胃口開，吃飯香，就說明他基本痊癒了。這是因為脾胃在五行方位上居於中央，其作用就像大地一樣，可以生養萬物，所以中醫認為脾胃是氣血生化之源。反之，身體其他部位產生病變，也會影響到脾胃。在舊社會，有一個讓現代人聽來發笑的習俗，那個時候，準女婿第一次上門，先要考驗的就是飯量。能吃飯說明他身體沒毛病，能幹活，女兒嫁過去就不會吃苦受累。

如果脾胃出現了問題，五臟六腑、四肢百骸也必定會受到影響。脾胃是人體從外界攝取營養物質的源泉地，我們身體其他部位需要的物質和能量，都需要通過脾胃消化腐熟水穀而產生。而且，我們服用的藥物，也是需要脾胃來吸收的，如果脾胃不好，補品和藥物吃了也不能很好地被吸收，那再好的補品和藥物也沒有意義了。

脾胃健旺，自然後天營養充足，體力好，免疫力強，即使生點小病也好得快，這就是「四季脾旺不受邪」的道理。因為脾胃健旺，元氣就會充足，病邪就不容易入侵身體。所以說，脾胃是無病到「天年」的關鍵，也是我們養生的入手之處。

看到我們的身體，不只看到疾病

莊子在《養生主》的開篇說：「吾生也有涯，而知也無涯。以有涯隨無涯，殆已！」講的既是做學問的道理，也是養生的道理。現代社會信息發達，各種各樣的知識鋪天蓋地而來，學習的時候，應有計畫地選擇，不宜盲目追逐無窮無盡的新事物、新概念，那樣只會讓你陷入混亂，無法真正地提高自己。

治病也是這樣。現在每年都會出現幾十個新病種，舊的疾病也會發生新的變化，國家食品和藥品監督管理局每年審批通過的新藥也有相當的品種，但是藥品研製的速度依然趕不上病毒變異的速度。這就是以有限的研發力量，去追逐無限的新疾病。

前幾天有一個醫生感慨地說：「要是有一種能夠自動研發新藥的機器就好了，出現一種新病毒，馬上能研製出一種新藥。」這種幻想中的機器能否成為現實呢？其實這樣的機器早就出現了，那就是人體。例如抑制病毒用的干擾素，最初就是從人體的淋巴母細胞和白細胞中提取的。病毒入侵人體，人體就自然產生出抗病毒的物質。天地生人的時候，就已經讓人體成為一個包含檢測、研發和製造等諸多功能的製藥廠了。

人體研發藥品的時候，我們的身體需要醫生做什麼呢？那就是提供原材料、暢通渠道、清理產生的垃圾，這樣就夠了。越俎代庖的治療方式，事倍功半不說，還會損害人體這個天然製藥廠的生產積極性。

當然，人體這個大製藥廠，有時候也會失調，這個時候醫生怎麼辦？經濟學中有一個術語說得很好，那就是「宏觀調控」。不是直接干涉，而是通過調節外部環境和內部環境，暢通氣機，消除痺阻，讓人體自然恢復驅邪除病的功能。這種方法最大的優點是什麼？那就是省力。這裡存在一個槓桿效應，可以四兩撥千斤，你只要用很少的力，就可以收到很大的功效。同時，它也不會破壞人體自身的機能，所以副作用和後遺症都很少。

二〇〇三年SARS流行時，我們也曾提出過類似的觀點。呂炳奎先生以我、焦樹德等幾位老中醫的名義寫信給中央政府，希望發揮中醫的作用，抗擊SARS。五月八日下午，中央主管與在京的知名中醫藥專家舉行了座談會。當時我坐在右邊第一位，我很激動，發言說：「單靠西藥治療『非典』是片面的，一定要中醫直接參與防治『非典』，中醫要在防治『非典』的第一線，根據病人的情況，診斷、立法、處方，方能收效。」後來廣東省中醫院將中醫藥防治「非典」的經驗推廣到了香港，受到了世界衛生組織的高度讚揚，證明了中醫參與新病種防治的必要性。

為什麼這麼說呢？因為中醫藥針對的目標從來不是單純的疾病，不僅僅是病毒，更重要的是人體綜合抗病的免疫力。醫生要做的事情，就是做好宏觀調控，既看到直接引起疾病的病因、病證，又要看到機體的綜合抗病能力，既看到局部又看到整體，既強調袪邪又強調扶正。

再比如二〇〇七年冬天，一個東北的小孩子持續發燒，當地的西醫院用了大量的抗生素，燒也沒退下來。又做了大量的檢查，結果一直診斷不出是什麼病，醫院就懷疑是血液病。家長急了，就帶著兒子到北京三芝堂求治。我們只用了三劑健脾祛濕的藥，高燒就退了。眾人嘖嘖稱奇，都問是怎麼治好的，孩子到底得的是什麼病？

其實我看的不是這孩子的病，而是他脾虛濕阻的內環境。我國現在的家庭，大多只有一個子女，從小嬌生慣養，飲食偏嗜，又貪食冷飲，脾陽受損，濕氣淤積體內。冬天的時候，受到風寒外邪的入侵，就容易發高熱。你說孩子體內有病毒麼？有細菌麼？當然有，但是如果不調節改善患者自身內環境的平衡，不能發揮機體自身的主觀能動性，就不可能收到很好的治療效果，用抗生素也不會收到預期的效果。我一看孩子舌體胖大，舌質暗紫，舌苔多且黏膩滑潤，再一把脈，就判斷出他的病機在於脾陽受損，濕濁內盛，用了健脾祛濕的藥，自然效果很好。對於這種發燒，吃點芳香化濕之類健脾祛濕的藥物，就可收到較好的效果。

其實，有經驗的農民都知道在橘園行間種植一些藿香，能夠防止蟎蟲害。藿香並不直接殺死害蟎，但是卻能為蟎蟲的天敵長期提供食料和生息場所，增加橘園害蟎天敵的數量，從而抑制蟎蟲為害。

中醫治療「非典」的方法也是如此，按照《黃帝內經》的說法就是「無問其病，以平為期」，關注的是人體自身小環境的陰陽平衡，以及這個小環境與自然界大環境之間的協調。

盲目用藥，治病變成了致病

現代不少中醫在診療的過程中，經常可以發現一個現象：病人普遍已經吃了不少清熱解毒的中藥或是西藥抗菌素，病情有沒有改善暫且不論，但是他們的脾胃往往被藥物所傷。

古話說：「良藥苦口利於病，忠言逆耳利於行。」在中醫區分的辛、甘、酸、苦、鹹五味中，藥品的味道為什麼都偏苦呢？其實，我們的身體在很多時候都可以本能地選擇自身需要的東西。當身體的元氣或者氣血津液失去平衡的時候，它能通過對不同口味食物的偏好而自動調節，例如餓了就會喜歡偏甜的食物，酒醉了會喜歡偏酸的食物，這就是身體的智慧。苦味則是我們的身體最排斥的口味，因為人體在長期進化過程形成了口味偏好，對於苦味物品的判斷就是：這是不適合食用的東西。但是當人體處於疾病狀態時，就會對苦味的味覺有所變化或感覺不到那麼苦。

藥物入口，首先進入胃。中醫說「是藥三分毒」，這個毒指的是中藥藥物寒熱性質的偏頗，正是因為這種寒熱偏頗的藥性，才能用來調節糾正我們人體陰陽偏盛偏衰的疾病。但是用之不當，用之過久，用時不考慮脾胃功能的健全與否，反而會產生一些副作用，損傷脾胃，不利於慢性疾病的長期治療。所以醫生在開藥的時候，一般都會囑咐病人在飯後吃藥，就是為了減少藥品對於脾胃的傷害。中藥雖然藥性平和、毒副作用較小，但其中一些性寒、味苦的中藥，如果長期服用，也容易傷及脾胃。而西藥中的抗生素類藥品是最傷脾胃的。

服藥損傷了脾胃，又進一步引發其他毛病；而脾胃功能不好，又會使藥品無法吸收。所以說，在治療其他腑臟的疾病時，也要時刻注意調理脾胃。

就以急性肝炎為例，急性肝炎為常見病和多發病之一，急性肝炎，很多都是由於濕熱蘊結在脾胃，阻礙了肝膽正常的升降功能而造成的。很多醫生一看到「肝炎」的「炎」字由兩個「火」字組成，就只看到火熱為患的一面，使用大劑量的苦寒藥，忽視了人體做為一個整體，各腑臟之間的陰陽平衡和升降出入。結果就是病人的病情沒有起色，甚至藥後病情加重的也不乏其人。

一九八二年的時候，我接診過一位張姓急性肝炎病人，就是屬於這種情況。他是某廣播學院的教授，當時五十一歲。十一月初，感到肝區疼痛，全身乏力，同時一直腹瀉。他懷疑自己的肝部出現了問題，就到某醫院去化驗肝功能，被確診為急性肝炎。那個醫院的醫生襲於慣例，加上病情急，就使用了大劑量的苦寒和香燥藥劑，結果病情反而轉重。急性肝炎既然是「濕熱」所致，那麼就用苦寒的藥降火，用香燥的藥去濕，本是正治，為什麼會出現不良的副作用呢？其根本原因就是忽視了中醫說的「苦寒化燥，敗胃」，忽視了調節氣機的升降出入和陰陽平衡。

所謂升降，正如我們看太陽的運行，有日升日降，有日出日落，形成一個循環，從而生生不息；再看水的循環，也是有水蒸氣的上升和雨雪冰雹的降落。人體也是一個小宇宙，也有升降出入。在人體的腑臟之中，也是一升一降的組合，肝、脾主升發，胃、腸主通降，這四個臟器是人體氣機升降的關鍵。

在五行中，肝屬木，在季節為春。肝的生理機能就像春天的樹木一樣，經歷一個冬天的收藏，剛剛開始生長。它的生長方向是向上的，由低而升，樹木枝條的生長是向外發散的，枝條之間，越是疏朗越能吸收更多的陽光。所以中醫說，肝的生理特性就是「主升發」，「喜條達」；從功能方面說就是「肝主疏泄」。苦寒藥雖然可以清熱、燥濕，但是大量使用，那就像是早春之後突然來一個大降溫，完全遏制了肝臟的升發特性和疏泄功能。

前面也提到了，苦寒藥是影響脾胃功能的。脾胃在五行中屬土，肝屬木，樹木也要從土壤中攝取營養，所以脾胃功能的損傷，非常不利於肝功能的恢復，所以中醫說，知肝之病，當先實脾。

這位病人十一月中旬到廣安門醫院求診時就是這種情況，右脅脹痛，腹脹便稀，食欲不振，倦怠乏力。小便量少色黃，情志抑鬱，煩躁易怒。晚上睡不安穩，經常噩夢紛紜。看起來形體肥胖，但兩目無神，舌質黯紅，苔薄膩微黃。這就是肝鬱脾虛、濕熱中阻的症狀了。

治療的要點就是兼顧肝和脾的特性，恢復它們各自的功能。所以在開處方的時候，首先就是用藿香、蒼朮、白蔻仁這三味藥的芳香之品化解濕濁，先讓脾土恢復生機；再用茵陳、車前草、茯苓、薏仁等甘淡的中藥滲濕，讓水濕能夠被脾土吸收代謝，向下滲泄排出；再用鬱金、山梔、橘葉三味藥舒肝解鬱，清除肝經中鬱積的邪熱。整個藥方，沒有大量使用苦寒、香燥的藥品，因而不會傷及肝臟，也不會損害脾土的功能，卻能消除急性肝炎的濕熱、病毒，讓肝氣疏通，使脾的運化功能健全，從而讓肝和脾開始良性循環。

病人用藥五劑之後複診，肝區脹痛減輕，飲食增加，晚上睡得也安穩了，除了肝病本身之外的其他病症都消除了，那麼接下來就是專注治療肝炎。當然，在這個過程中，依然要注意脾胃的樞紐作用。隨後根據病人逐漸康復的身體情況，稍微改變劑量，病人服了二十一劑之後再去化驗肝功能，已經完全恢復正常，其他的症狀也全部消失了。

人體是一個有機的整體，各腑臟之間有生有剋，有升有降，有出有入，達成一個完美的平衡，人體才會健康活潑。中醫治療講究的是整體概念，人體又可比喻成一個生態圈，例如出現了病蟲害，首先想到的不是合成毒藥來殺滅害蟲，而是從整個生態圈來考慮，看能不能從害蟲的天敵入手，能不能從害蟲的食物鏈入手，恢復整個生態圈的平衡。而脾胃就處於這個生態圈的核心樞紐地位。

疑難病，先用調理脾胃的茶飲秘方

脾胃是後天之本，是消化吸收的場所。現在很多人說「缺什麼，吃什麼」，例如很多人都說自己缺鈣，然後吃補鈣的藥品或食物。可是不能忽視了脾胃納化的作用。胃主納，脾主化，人體缺什麼的關鍵，在於您脾胃功能的消化和吸收。若胃不能吸收，你吃再多也無益。就以鈣而言，食物中的鈣元素是充足的，問題在於脾胃能否很好地吸收利用。

人體失去了平衡，我們需要通過藥物讓人體恢復正常，而藥物也需要通過脾胃才能進入人體發揮作用。如果脾胃虛弱，不勝藥物，那麼吃什麼都沒用。人體對抗疾病，要靠自身的抵抗力和免疫力，如同作戰一樣，後方要向前方輸送各種各樣的軍需物資，才能幫助前方打勝仗，脾胃向身體各個器官輸送各種各樣的營養物質，身體的其他機能才能正常運轉，為我們的健康發揮效用。

調理脾胃最關鍵的是調理脾胃的氣機升降。中醫認為脾主升，胃主降。升，指經過消化吸收的各種營養物質，通過脾的功能向上，向全身輸出，才能使周身各處得到營養的補給，換句話說，又可稱之為脾主升清。降，指胃腸由上而下的蠕動作用。通過這種蠕動作用，幫助消化吸收，最終將消化物的殘渣做為糞便排出體外，也可稱之為降濁。這種向上輸送精微向下排出廢濁的相輔相成的相反作用，是維持人體生命活動的最基本形式。但是這種基本的上下運動形式，由於長期自身飲食不節，或精神因素，或神經系統的失調，或各種疾病的影響，最容易受到損傷而停滯不動，表現有胃中堵悶，食欲下降，胃中飽滿，呃逆，噁心，腹脹，腹痛，排便困難。久而久之就會身體消瘦，疲乏無力，面色萎黃，言語無力。這樣的功能性障礙，不僅會使得脾胃臟器受損，還會進一步誘發其他臟腑疾病。

因此各種虛弱的病症，並不能單純進食補藥，因為我們的目的不能僅僅針對身體虛弱，缺什麼補什麼，關鍵是如何恢復脾胃正常的升降運動功能，消除影響升降功能的各種因素，恢復脾胃生產精微，排泄廢濁的作用。如同一個家庭，父母期望子女能考上一所理想的大學，不惜投資，創造各種學習條件，但是子女自身缺乏主觀能動性的話，即便提供再優越的條件，也很難有良好的效果，治療也是這個道理。

很多疑難病，由於遷延日久，影響到人體各個臟器，症狀繁多，治療的時候互相牽制無從下手；另一種，無論你如何做檢查，各項指標都正常，都表明沒病，但是身體就是不舒服。這兩類疾病，都可以從調理脾胃入手。這就是「諸病不癒，必尋到脾胃之中」的道理。

前幾天有一位河南籍的病人，專程來看病。他面色晦暗、青黃少澤、形體消瘦、雙目無神，一看就是重病。我仔細詢問病史，這位病人說：「一九八九年的時候，因流行性出血熱引發腎功能疾病，以後一直貧血；二〇〇八年秋，患了一次感冒，咳嗽，經治療後，感冒和咳嗽的症狀緩解了，但是出現了現在的症狀。」我就問他：「吃飯怎麼樣？晚上夢多嗎？」他說：「吃飯一直不好，右脅部脹滿，口苦，舌苔薄膩，脈沉弦，晚上不只失眠多夢，還尿頻。」我又看了他的舌體，略胖，表明脾陽虛衰；質暗，表明胃氣停滯挾有瘀熱之象。所以我又問他：「是不是得過胃病。」他說：「以前做過胃鏡，有慢性淺表性胃炎、十二指腸潰瘍、返流性食道炎。」

他的這個病，從發病原因來說，是先由肝鬱氣滯，橫逆犯胃久則虛實兼見，寒熱夾雜，平日急躁易怒，思想壓力大。我先讓我的兩個學生講治療的思路，孰輕孰重，孰先孰後。在我的學生們思考後，我在處方上寫下「疏肝和胃，運脾益腎」八個字為治療原則。病人的病情確實複雜，但是治療的方法，講究一個馭繁就簡。就像我前面講的一樣，疑難病要先調脾胃，調脾胃要先調升降。考慮到病人病程較長，吃藥的話，他的脾胃很難吸收，所以在處方之外，還給他開了茶飲方：生曬參五克、黃精六克、炒薏苡仁十五克、玉米鬚十克、穀麥芽各十克、佛手六克、枸杞六克，水煎當茶，二日一劑，溫水慢飲，這樣的飲用方式可使藥物持久而緩和地起作用，對於不少疾病尤其是慢性病症有較理想的效果。

後來回診的時候，病人也反應茶飲味道很好，像是喝大麥茶，其實是因為這個茶飲方照顧到了他的脾胃，自然也就符合了他的口味，他的症狀也就減輕了很多。

這個茶飲對一些老年人和身體虛弱、胃口長期沒有恢復者，亦可試用。但應請當地醫師審酌再用為宜。

癌症並不可怕，治癌症應立足於人

很多時候我們的身體不是被病魔擊敗的，而是被自己的恐懼擊敗的。就像「絕症」這個詞語，一聽就讓人毛骨悚然，沒病的人也會被嚇出病來。

隨著生活水平的提高，人們對健康管理的意識也提高了，比如說做身體檢查，某一個指標高了，他就來問我：「我這項指標高是什麼意思？」定期檢查是好的，但是千萬不要因為某一個指標高就緊張起來。任何一種疾病，都是一組症狀、一組數據，它不是單純一項指標高或者低就能確診的。中醫看一個病的時候，也是一組症狀，不能一看人打噴嚏就說是感冒，要知道不感冒也可能打噴嚏。

我們曾碰到一個病人，有腎囊腫。不知道的時候他還好，一聽得了腎囊腫，緊跟著就瘦了十斤。我就跟他說：「你這個腎囊腫，如果你心情放鬆配合治療，病情就會改善；如果你心理負擔太重，用不了三個月就麻煩了。」他連說：「您說得對。」一精神放鬆了，到現在都好好的，沒什麼事。因此，我們也經常對病人說，對於疾病，在飲食起居方面要重視它，在精神方面要自我調節好，如果太緊張了，反而會加重病情，對治療與恢復非常不利。

對於癌症，最好的醫生就是自己，其次是家人。到了現在，還是有很多癌症患者的家屬希望醫生對病人隱瞞病情，甚至不惜以延誤治療為代價。這說明癌症患者和家屬都被「癌症」這兩個字嚇壞了，其實沒必要這樣。很多人的身體內都產生過前癌細胞，只是被人體的免疫系統消滅了。

醫學家曾在日內瓦對二百八十個並非死於腫瘤的屍體進行解剖，發現這些平均年齡七十五歲的死亡老人中，四八%的屍體內都有惡性腫瘤，但他們生前沒有任何腫瘤臨床表現。而且人的年齡越大，癌症的惡性程度越低，給人帶來的痛苦也相對輕得多。

對於這些老人來說，有沒有腫瘤，對他們的生活質量影響並不大。所以我們治療癌症的原則就是「以人為本，積極治療，放鬆心態，帶瘤延年」。我們要把眼光放開，不要老盯著自己身體內的小疙瘩念念不忘。我經常這樣寬慰病人：「體內有個腫瘤又怎麼了？人活著就是要管理好吃喝拉撒睡，你只要吃好睡好，開開心心的，心情好，精神好，使機體充分發揮自身的免疫力，對治療非常有利。」當然做為醫生，選擇手術切除還是保守治療，還是要服從病人和家屬的意願。現在很多病人手術後選擇中醫扶正的方法，減少了很多放射性治療帶來的不良反應，延長了生命。

我去年治療過一個膀胱癌病人武某，四十八歲，二〇〇五年發現的膀胱癌，當時進行了切除手術。二〇〇九年復發，七月再次手術，並準備進行化療。

初診時他尿血嚴重，肉眼就能看到，活動後尤其明顯，尿頻，口黏，口乾欲飲，咽中有痰，面色萎黃，沒有光彩，舌體稍胖，舌質暗紅，苔厚根黃膩。

很多癌症病人來這兒治療的時候，都已用過放射性治療，吃了中西藥物無數，正氣受伐嚴重。就像放火燒寄生在樹木身上的藤蔓，寄生藤不一定燒斷根，樹木的正氣卻肯定受到了傷害。因為如此，美國腫瘤協會不提倡六十歲以上惡性腫瘤患者做放化療。因為對於他們來說，放射性治療對身體造成的傷害，並不比癌細胞的傷害低。

這個病人雖以尿血為主症狀，但是腎與膀胱是對應的表裡關係。五行中，腎屬水，肺屬金，金能生水，所以肺又是腎流源頭。他的舌體稍胖，舌質暗紅，苔厚根黃膩，這說明他長期脾虛，內有濕熱。濕熱下注到膀胱，長期得不到化解，結果就造成了癌變。

治療大法就是肅肺益氣，健脾祛濕，清熱涼血。除了處方藥之外，我還給他開了一個茶飲方，兩天一劑，可以根據自己每天的飲水量，加適量的水煎煮成茶湯，隨時飲用。

病人服用十四劑後複診，血尿的主症狀已經消失，只是有時排尿不夠爽利，總感覺沒排乾淨。飯量也開始增加，體質開始好轉。之後我加大解毒抗癌的力度。上個月隨訪時，病人家屬說症狀已經基本得到了控制，病人生活質量明顯提高。

癌症的得病原因是機體的正氣虧虛，加上感受外邪或臟腑功能紊亂，氣機失常，繼而導致氣滯、血瘀、濕聚、痰凝、癌毒等相互膠結。我們首先要關注的就是我們身體正氣的虛弱，其中以脾虛最為關鍵，脾虛導致的惡性腫瘤也最為常見。所以，首先要調理脾胃，扶助正氣，提高自身免疫功能以清除癌變細胞，不能簡單地使用藥理研究有抗癌作用的藥物。要知道猛烈攻削會產生一定的副作用，損傷機體自身的抵抗力，使免疫功能降低，特別是敗壞脾胃功能，胃氣一敗，諸藥難施，使病情更複雜危重。

肺、胃癌症病人可以常服這個茶飲方：西洋參六克、天冬八克、生薏仁十五克、生穀芽六克、荷葉（後下）五克、半枝蓮十克。把除了荷葉之外的藥材用冷水浸泡半小時，加水至五百毫升，煮沸十分鐘，放入荷葉，繼續煮十分鐘，濾汁；再加入五百毫升水，煮沸二十分鐘，濾汁，把兩道汁液混合後存入暖瓶內，不分次數，想喝水時拿藥液當茶喝。

病久脾胃虛弱的病人，可以吃點扁豆紅棗粳米粥。用黨參六克、山藥二十克、扁豆二十克、紅棗三枚、粳米一百克，加水熬粥，每天吃三次，一次一百克左右。

這兩個方子，在服用前最好請當地中醫審定修改。

中醫治療癌症始終重視患者自身體內環境的平衡，而不是單一地大劑量使用抗腫瘤藥物。重視自我調養，扶助正氣，提高機體的抗癌能力，提高生活質量，減少復發，帶瘤延年。留得一分正氣，就存得一分生機。

每天的養生課，讓你增壽幾十年

每天的養生課，咱們就從早上說起。

早上一起床，先梳頭。左邊鬢角、右邊鬢角，各梳五十下；頭頂和後枕，也是五十下。用的就是普通的桃木梳子。我給好多人推薦過梳頭養生的方法，人家就問我：「您自己梳頭效果這麼好，有什麼特別的手法嗎？具體是每天多少下？什麼部位？用什麼材質的梳子？」

其實也沒有這麼多講究，重要的是整體鍛鍊的過程，要求的是一個堅持。我原來有一個病人，他一直打簡化太極。後來他病了，就不打了。我就問他為什麼不打了。他說得了心臟病，打太極的時候有一個下蹲的動作做不了。我就告訴他，太極拳也沒那麼多規矩，不一定非得把那個動作做得特別標準，不能下蹲就站著也行，但是你要堅持天天做，做的時候形神合一。

梳頭也是如此，梳頭時的凝神靜意，比梳頭時的動作如何更加重要。時間也是可長可短，甚至每天只是梳一分鐘也行，但是一定要每天做。

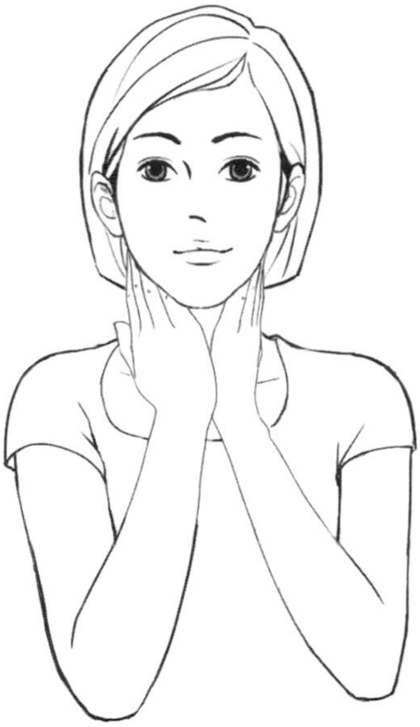

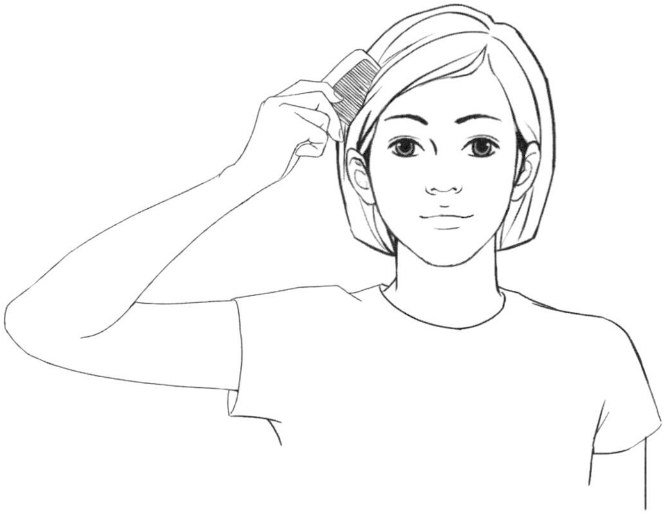

然後就是按摩頸部，因為要出門鍛鍊，所以先要把脖子搓熱。

我早上的散步時間相對較短，一般不超過四十分鐘，散步後再做一套八段錦，然後回來吃飯，吃完飯就可以工作了。

下午我要稍稍睡一個午覺，起來後一般就是讀書，到五、六點鐘的時候出去，散散步。有時也可能需要買點什麼東西，這個時間一般也就是三十到四十分鐘，就回來吃晚飯。

晚飯後，就是看新聞。看完新聞，就喝一點茶，然後再去散步。這次散步時間相對會長一點，比如一個小時，同時也做做八段錦。散步回來後就開始洗漱了。

先是浴足，浴足時逐漸往裡頭加熱水，一定要把腳泡熱。現在很多人都喜歡洗淋浴，一下就都洗完了，這個與浴足是兩碼事。浴足非常重要，對大腦的減壓，對情緒的穩定都有好處。浴足一般是四十分鐘，但要注意水溫、保暖。

洗漱完了之後就是梳頭，準備睡覺。睡覺之前先坐到床上按摩，按摩從頭開始，其次按摩臉，耳朵，諸如鳴天骨。這些做完了之後，就是摩腹，比如這邊是多少下、那邊多少下，然後就休息了。

還有一個就是吃飯。現代人吃東西，很講究營養的搭配，尤其是小孩，有的書連每頓吃什麼都給你規定好了。其實飲食有節，比吃什麼更重要。節是節律，一天三頓飯，要按時吃。節也是節制，就是吃飯必須有節制，不要看著不好吃的就不吃、少

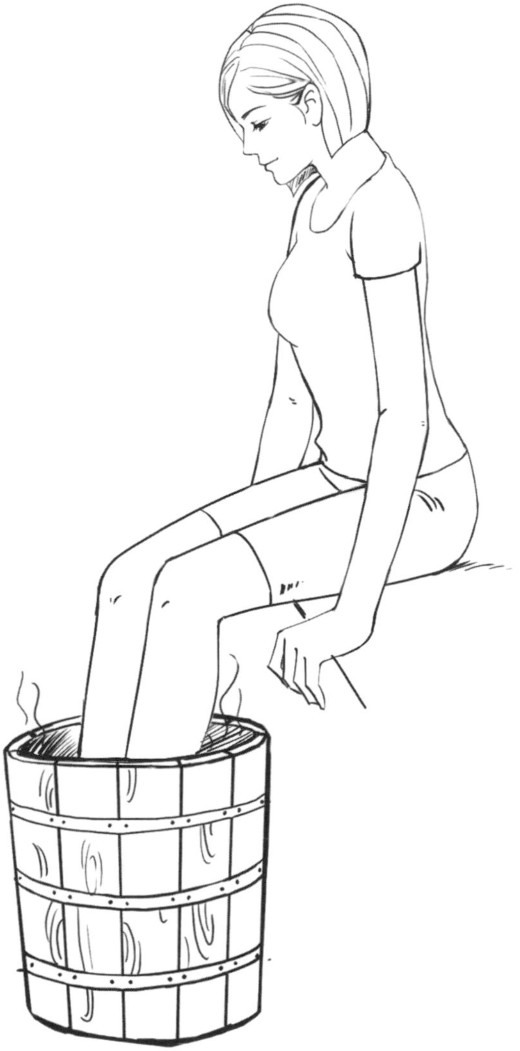

吃，也不要因為喜歡就吃得太飽。一般以八分飽為度，用《內經》的原話說就是：「美其食，任其服，樂其俗，高下不相慕。」當然，涼的、辣的、刺激性的東西，我吃得比較少，也盡量吃容易消化的東西。

早飯我吃得比較簡單，一般以青菜為主，有時也吃點胡蘿蔔、黃瓜或者木耳。也吃一點豆包、饅頭、花卷或者麵包，然後喝半碗粥，半碗牛奶加咖啡，吃幾口家裡泡製的生薑。

蔬菜的做法，一般盡量是原汁原味的調拌，但不吃涼的，比如說胡蘿蔔我要把它燙熟，黃瓜在鍋裡熗一下，要保證原營養成分不被破壞。

我喜歡吃白菜、豆腐這類清淡的食品，午飯一般有魚有肉。每一頓我都會吃幾口肉，但是吃得不多，主要還是蔬菜。

晚飯一般粥比較多，然後再吃一點麵食，比如說發糕、饅頭這些。

飲食方面，也需要根據自己的身體調節。例如我不吃堅果，因為高齡人牙齒變弱；從體質上說，瘦人多火，所以這種燥熱的食品我一般不吃。

年齡大了，一般消化能力大多下降，盡量避開過寒過熱的食物，避免對胃的刺激，保護好這個後天之本。比如梨，就可以削皮後切成塊，去梨核，放一點薑絲，開鍋以後放在鍋裡蒸，差不多蒸三～五分鐘，就可以拿出來吃了，這樣做，梨的脆味還保留著，但是卻去了梨的寒性。其他水果比如說蘋果、橙子，一般就是做成果醬吃。

生的水果我也吃一點兒，尤其是覺得這兩天有點上火，就吃點生水果，一定要根據四季冷暖及體內寒熱變化而定。

其實養生最重要的是養心，就是心情要舒暢，一個人心情不舒暢，你做什麼都沒用。每天堅持深呼吸，做適當的運動，找到合適自己調解心情的方法，因為你只要能入靜了，就可以調整心身，形神俱養。

還有另外一個方法，你可以讀一些老子、莊子的書，不一定要從裡面學什麼，只要讀進去，就能怡養心神。也可以聽輕音樂，不建議聽打擊樂，多聽比較慢的音樂，比如說我國古典音樂、民族音樂，如古箏、古琴、二胡等，具有輕鬆愉快、身心和諧之妙，如高山流水，曲高幽雅，讓你感覺身心愉悅。如果是節奏快的音樂，建議你把聲音調到非常低，低到什麼程度呢？低到你一定要特別專心才能聽見它，這種音樂也能幫你入靜。當然你要聽比較慢的音樂更好。

{ 第二章 }

沒有病卻總是渾身難受

現代人的飲食習慣發生了巨大改變，而現代人的工作強度和精神壓力也增加了很多，人體一時還適應不了這樣的變化。飲食不節、過度勞累或者過度安逸、精神情志的變化或者過度沉溺於某種情緒中，都會導致內傷。

現代人的「內傷」怎麼來，怎麼去

現代人說起生病的原因，往往歸結為細菌病毒感染，很多產品的廣告中，也用殺滅細菌做為賣點。這種看法有沒有錯呢？說起來也沒錯。但是我們說生病的原因，不能光從外因來說。例如流行性感冒，大家一起生病，主要原因可以說是感冒病毒入侵體內，中醫來說就是「天行、疫癘」，但是很多時候，為什麼有的人被感染了，而其他人卻好好的呢？這就與人體自身體質的強弱有關，也就是中醫說的「正氣存內，邪不可干」。

我們找病因，主要目的是為了治療，找到了主要原因才能找到合適的治療方法。西醫看來，生病就是有致病微生物、細菌病毒等，治療方法呢，自然是殺滅細菌，消除病毒。但是如果濫用過多的抗生素，就會破壞體內菌群的平衡關係。其實在我們的生活環境裡，到處都有細菌。細菌是我們這個星球上最早生存的生物之一，已有數十億年的歷史，是所有生物中數量最多的一類。現在的很多細菌，也已經在這個星球上存活了幾百萬年，牠們有很強的變異能力，所以殺細菌出現「野火燒不盡，春風吹又生」的情況，自然也就不奇怪了。

最好的辦法是什麼呢？就是調理身體。每個人體內都有大腸桿菌，四〇%以上的人攜帶肺炎克雷伯氏菌。大多數時候，我們的人體都與這些細菌和平相處，以後估計也會繼續下去。這就是《黃帝內經》中說的「與萬物沉浮於生長之門」，也就是人與其他生物一起生長，一起演進，並不互相為害。治病的時候，既要考慮到抗菌抗病毒，同時又要重視調節人體自身的免疫力，所謂「扶正即可去邪」。還要區分病人是內傷還是外感，才能找到最合適的治療方法。

為什麼說現代人生病的病因主要是內傷呢？這是因為現代人的飲食習慣發生了巨大改變，而現代人的工作強度和精神壓力也增加了很多，人體一時還適應不了這樣的變化。《黃帝內經》把人體致病的原因分為兩類：一類是外在因素的影響，例如四時天氣的變化，細菌、病毒等外邪的侵入；另一類是內在因素的影響，飲食不節、過度勞累或過度安逸、精神情志的變化或者過度沉溺於某種情緒中，都會導致內傷。

醫生在診治某位病人的時候，也要結合時代的變遷來具體對待。醫聖張仲景生活在東漢末年，正值瘟疫流行，疾病以外感為主，所以其《傷寒論》中記載的藥方，以治療外感為主；金代醫家李東垣生活在戰亂頻發的時代，他看到的病人，很多都是由於長期食不充飢、衣不蔽體造成的，以內傷為主，所以著書《脾胃論》，強調滋補脾胃對人體的重要。

現代人不愁吃不飽穿不暖，為什麼還是容易內傷呢？原因與李東垣時代剛好相反：古代人是吃得太差，營養不足，現代人吃得太好了，整天吃魚肉和各類甜膩的食品；古代是過勞傷脾，現代人則是上下樓乘電梯，出門有汽車代步，久逸傷脾。所以說養生一定要講究一個適度，吃太差了不行，吃太好了也不行；太勞累不行，太安逸了也不行。

臟腑系統與平衡關係

和西醫的「西」字相對，很多人以為中醫的「中」字，就是「中國」的意思，其實並不全是這樣，中國儒家文化講究的就是「中庸」，所謂「不偏不倚謂之中」。中醫治療的目的就是通過調節，保持人體的中和，「不偏之謂中」，人體離開了中道就是偏，就是生病了。中醫的「中」字，反應的是從《周易》得來的一種動態平衡觀。

中醫和西醫的另一大區別在於怎樣看待人體。西醫將人體劃分為消化、生殖、心血管等九大系統，而中醫將人體歸為五行系統，通常我們稱為：心、肝、脾、肺、腎五大臟器系統。

要理解中醫的體系，我們必須先把中醫的五行系統一次性講清楚。首先，中醫講五臟六腑，除了三焦這一腑之外，其中有五臟五腑是互為表裡的：肝與膽，心與小腸，脾與胃，肺與大腸，腎與膀胱。這是說它們同為一個系統，主持著這個系統的升降、運化等功能。

譬如脾胃系統，主要的聯繫是四肢，多多鍛鍊，四體強健對脾胃的消化、吸收

五行系統歸類表

臟	肝	心	脾	肺	腎
腑	膽	小腸	胃	大腸	膀胱
方位	東	南	中央	西	北
季節	春	夏	長夏	秋	冬
氣候	風	熱	濕	燥	寒
生化	生	長	化	收	藏
味	酸	苦	甘	辛	鹹
色	青	赤	黃	白	黑
竅	目	舌	口	鼻	耳
體	筋	脈	肉	皮毛	骨
志	怒	喜	思	悲	恐
華	爪	面	唇	毛	髮

功能就會有很好的效果。再如肝膽系統，在我們發怒的時候，往往最傷及肝膽，因為肝膽主怒，過怒則肝的生理功能下降，解毒排毒功能低下，使毒素積蓄體內，肝膽系統受損，還可以從眼睛表現出來，因此我們觀察眼球可以瞭解肝膽的狀況。前面還說過，人體是有一個自檢系統的，當你某一段時間偏好吃酸性食物的時候，可能是身體在提醒你，肝膽系統有些問題，你需要及時關注。

心主血，中醫學把心臟的正常搏動、推動血液循環的這一動力和物質，稱之為心氣。另外，心與血脈相連，心臟所主之血，稱之為心血，心血除參與血液循環、營養各臟腑組織器官之外，又為神志活動提供物質能量，同時灌注到心臟本身的脈管，維持心臟的功能活動。因此，心氣旺盛、心血充盈、脈道通利，心主血脈的功能才能正常，血液才能在脈管內正常運行。若心的氣血不足，推動血液循環的力量減弱，則產生種種病變，例如，心血瘀阻、血脈阻滯，則出現心悸、胸悶，甚至心前區劇烈疼痛等心功能失調的症狀。

肺主氣，與呼吸功能有關，即肺主呼吸之氣。呼吸功能是人體重要的生理功能之一。人體一生中，都在不斷地進行著新陳代謝。在物質代謝過程中，一方面要消耗大量的清氣，同時又不斷地產生大量的濁氣，清氣須不斷地進入體內，濁氣須不斷地排出體外，這些都要依靠肺的生理功能。肺既是主司呼吸運動的器官，又是氣體交換的場所。通過肺的呼吸功能，從自然界吸入清氣，又把體內的濁氣排出體外，從而保證了新陳代謝的順利進行。肺主一身之氣，這一功能主要體現在氣的生成，特別是宗氣的生成方面。宗氣是由脾胃化生的水穀精氣與肺從自然界吸入的清氣相結合，積於胸中而成。因此，肺的呼吸功能正常與否，直接影響到宗氣的生成。而宗氣通過心脈散布到全身也要靠肺氣的協助。所以肺通過宗氣的生成與散布，起到主持一身之氣的作用。其次，肺主一身之氣還體現在對全身的氣機具有調節作用。實際上，肺的一呼一吸運動，就是全身之氣的升降出入運動。若肺有了病變，不但影響到呼吸運動，而且也會影響到一身之氣的生理功能。例如，肺氣不足，則呼吸微弱，氣短不能接續，語音低微。若肺氣壅塞，則呼吸急促、胸悶、咳嗽、喘息。此外，如果影響到宗氣的生成和布散，失去對其他臟腑器官的調節作用，則會出現全身性的氣虛表現，如疲倦、乏力、氣短、自汗等。若肺一旦喪失呼吸功能，則清氣不能吸入，濁氣不能排出，宗氣不能生成，人的生命也隨之告終。

脾為氣機升降之樞紐。脾位於人體中焦，心肺居其上，肝腎居其下。所以人體氣機升降運動，皆以脾為其樞紐。心腎相交，水火既濟，心陽下降，腎陰升騰，也以脾為升降之樞。五臟之精，悉運於脾，脾旺才能清氣上升布散。肝氣升於左，肺氣降於右；肺氣通調水道，腎氣化蒸騰，無不以脾為樞紐。故脾胃互相配合，升降協調，則使氣血水津布散通利，氣機升降得宜，生髮之機旺盛。若脾虛氣弱，樞機不利，則種種病變莫不由之而生。對此種病變，總以調整脾胃，轉動樞機為要。無論是從生理角度，還是從病理角度來說，脾是消化系統的主要臟器，人體的消化功能主要歸屬於脾。脾運化水穀精微，維持著五臟、六腑、四肢百骸和皮毛筋骨等臟腑組織器官生理功能，說明脾在調節水液代謝，在維持水液代謝平衡方面，發揮著重要作用。脾的運化水濕功能，可以概括為兩個方面，一是攝入體內的水液，需經過脾的運化轉輸，氣化成為津液，並輸布於肺，通過心肺而布達周身臟腑器官，發揮其濡養、滋潤作用。二是將全身各組織器官利用後多餘的水液，及時地輸送到相應的器官（如肺、腎、膀胱、皮毛等），變成汗和尿液被排出體外。因此，在水液代謝的全部過程中，脾都發揮著重要的樞紐作用，促進著水液的環流和排泄。

肝喜條達而惡抑鬱。肝屬木，應自然界春生之氣，宜保持柔和、舒暢、升發、條達，既不抑鬱也不亢奮的充和之象，才能維持正常的疏泄功能。而暴怒，或抑鬱的精神狀態，低沉的情緒，最易影響肝的疏泄功能。暴怒可致肝陽亢逆，出現面紅目赤，頭脹頭痛。情緒低沉，則肝氣鬱結，氣鬱日久，又可化火生熱，導致肝火、肝風等病。肝主疏泄這一生理功能，涉及範圍很廣，一方面代表著肝本身的柔和舒展的生理狀態，另一方面主要關係著人體氣機的調暢。人體各種複雜的物質代謝，均在氣機的運動「升降出入」過程中完成。肝的疏泄功能正常，則氣機調暢，氣血調和，經脈通利，所有臟腑器官的活動正常協調，各種富有營養的物質不斷化生，水液和糟粕排出通暢。若肝失疏泄，氣機不暢，不但會引起情志、消化、氣血水液運行等多方面異常表現，還會出現肝鬱、肝火、肝風等多種肝的病理變化。人體的消化功能，包括對飲食物的受納和腐熟、水穀精微的輸布和吸收等生理、生化過程。這些生理活動，雖然主要由脾胃主管，但也需要得到肝主疏泄的促進作用，方能維持消化的過程順利進行。歸納起來，肝助消化的作用，主要體現在下述兩個方面：一是肝能促進膽汁的生成和排泄；二是維持脾胃氣機的正常升降。肝能藏血，又主疏泄，而這兩種功能之間，又存在著相互依存、相互制約的密切關係。表現在生理方面，則肝主疏泄，調暢氣機，氣行血行，血方能歸藏。肝血充足，肝之陰血又能制約肝之陽氣，使其不至於疏泄太過。表現在病理方面，藏血與疏泄的病變常相互影響。如肝失所藏，血虛陰不足，血不養肝，則肝的疏泄功能失常，可表現為情緒易於激動、煩躁不寧或性情抑鬱沉悶、睡眠多夢，同時又可見到胸脅隱痛、月經不調等症。

腎性潛藏，為固攝之本。在五臟之中，腎的位置最下，而在生理功能方面主藏蓄陰精，又主命火。腎精宜藏，最忌耗泄損傷，命火宜潛於水中，不宜升騰。所以，在古代，以潛藏蟄伏之意比喻腎的生理特性。正是由於腎的封藏固攝作用，使體內精微物質得以保留，元陰元陽得以閉藏，人的生命力才能旺盛，身體才能健康。若腎有病變，使腎的封藏、固攝機能失職，就會引起陰精過度耗損妄泄病症，表現為遺精、帶下、滑胎、尿濁、尿甜等。腎主生長發育，人體的整個生長、發育過程，均和腎中精氣的盛衰存在著極其密切的內在聯繫。人從幼年開始，腎中精氣開始充盛，人體生長、發育迅速，生機活潑。在七、八歲時，由於腎中精氣的逐漸充盛，出現了齒更髮長的生理變化。到了青壯年，腎中精氣更加充盛，不僅具備了生殖能力，而且身體強壯，筋骨堅強，精神飽滿，牙齒堅固，頭髮黑亮，處於人生中身體最強壯的時期。進入老年，由於腎中精氣開始衰減，人的形體逐漸衰老，不僅生殖機能喪失，而且頭髮斑白，牙齒動搖，彎腰駝背，步履不穩，耳聾失聰，面憔無華。

中醫講求保養五臟六腑要順應天時，因此它們與季節也是相對應的，這些是老祖宗為我們體察總結的，因此我們往往在四季分明的時候，能明顯感覺到臟腑活躍程度與人體健康的關係。比如春天肝當值，我們在這個時期多多注意養肝、補肝，會得到更好的收穫。

五大系統表中的方位，我們也可以簡單看作是各種臟腑位於人體的方位：這樣來看，脾胃就顯得尤為重要了，因為它處於人體的中央位置，起到運化水穀精微、生化氣血和灌溉濡養四傍臟腑的作用。中央臟腑一旦有問題，四方臟腑同樣會受到影響，就是這個道理。

人體的中正平和，有賴於脾胃健運。調理脾胃的關鍵就在於「調理」二字，「調理」有中庸、中正、調和、調節、理順的意思，這是一種讓人體生生不息的動態平衡，所以說調理脾胃，並不是一味地滋補脾陽、脾陰、脾氣、胃氣。就像一個人或一個公司的經營狀況，並不是銀行裡存了很多錢為最佳，而是要把個人或公司的錢很好地流通起來，發揮最大的效能。所以脾胃失調，要根據不同的狀況，分別應對。

五臟在不同的季節，生理反應不一樣，形成一種張弛有度的輪休制度。春天肝當值，夏天心當值，秋天肺當值，冬天腎當值。各個臟器在當值的季節活動就會特別活躍。而脾臟是「主四時」，一年四季都不得休息，所以尤其需要調理呵護。

脾胃居中央，是生命活動、氣機運轉的中樞，在五臟整體協調關係中，起著「樞軸」的作用。在人體的正常生命活動中，肝從左升，肺從右降，心火下降，腎水上升，這四臟之氣的升降出入和轉輸當中，脾的作用是協助調理這些升降活動，胃的作用是供給它們，使這些運動暢通無阻。

脾胃的這個「樞軸」作用就體現在：一方面，如果這個中央調控安穩，那麼就氣血充足，營養物質能夠通過這個中樞的調節作用輸送到全身，從而使我們的機體免疫力強，肌膚紋理緊實充滿活力，自然不容易生病；而如果脾胃受到了損傷，中央氣血養分供應不足，就很容易使得其他臟腑也出現問題。

因此我們的臟腑系統一旦出現了問題，通過中央的調控作用，來調節治理，其效果在很多時候比直接從出問題的臟腑入手更好、更快，同時還能保持機體的平衡。

一水一粥一湯護養嬌氣腸胃

許多人都有過這樣的經歷，一遇到緊張情況腸胃就會不舒服，或者感覺腹痛。一有痛感就跑廁所，大便後仍有排不淨的感覺，多次到醫院檢查又查不出明顯的器質性病變。這些人其實是患上了一種稱為「腸易激綜合症」的腸胃敏感症，也叫胃腸神經官能症。這種疾病在症狀上可表現為腹痛、腹瀉、腸鳴音亢進，往往因情緒的波動而激發，是十分常見的胃腸功能性疾病。城市裡的學生、公務員、白領、知識分子等，尤其從事緊張腦力勞動的群體最容易得這種病。

其實咱們人體的腸胃也會「過敏」，就像對花粉過敏的人聞到某些花粉花香就會噴嚏連天，腸胃也會因為一些緊張刺激而產生腹瀉的「過敏反應」。

有位王先生，五十四歲，是一位機關幹部，像這樣「過敏性」的腸胃反應已經折騰了他十餘年，時輕時重。飲食稍有不慎、精神緊張或工作勞累就會發作。發作時每天拉肚子三、四次，多的時候甚至一天七、八次。這個病一犯，就算你正在單位開會，也會硬拉著你來回跑廁所，讓你又窘又難受。同時伴有心煩、焦慮、失眠，嚴重影響正常的生活和工作，讓人苦不堪言。

王先生跑了好幾次醫院，化驗大便無數次，都沒有發現異常，做電子結腸鏡檢查也沒有發現任何病變。下痢日久，營養不能很好地吸收，而氣隨下痢而陷於下，體力極度消耗，他後來感到走路有點發飄，中醫把這種病稱為「木旺克土」，即精神因素過於緊張，不能很好地保持一張一弛的平和狀態，就會引起腸道的過敏反應，使腸道蠕動增快，產生腹痛腹瀉，這種腹痛往往隨著下痢而緩解。由於這一特點，中醫有一處方，就叫「痛瀉要方」，其作用一是舒緩肝氣之急，二是扶土（脾胃）之虛，使得胃腸不受精神因素引起的肝氣過急的干擾。這就是強者抑之，虛弱者扶之的辦法，從而達到身體內環境的平衡。因此這種類型的腹瀉，不能單純地服用一些健脾止瀉類藥品，我以一水一粥一湯來調養此病。

薑歸糖水：當歸十五克、生薑十五克、紅糖十五克，加適量清水煮後飲用，適用於虛寒腹痛。

茯苓栗子小米粥：茯苓二十克、栗子十五克、小米五十克。先將茯苓及栗子研成細末，然後置於鍋中，加水適量，和小米同煮成粥食用。

荔枝扁豆湯：荔枝十枚、扁豆三十克。荔枝去殼取肉，與扁豆一起放入砂鍋內加水適量，文火煮熟即可，喝湯吃荔枝肉。在食用上方時，一定要忌酒和辛辣。

同時也可配合穴位按壓及自灸療法，如在腹瀉發作時，可按壓百會、印堂、中脘、氣海、關元、足三里、三陰交，每穴揉搓六十～九十下，每日早晚各按一次。灸法可以用隔薑灸，取中脘、天樞、關元、足三里穴，在每穴灸五～十分鐘，以穴位局部紅潤為宜。

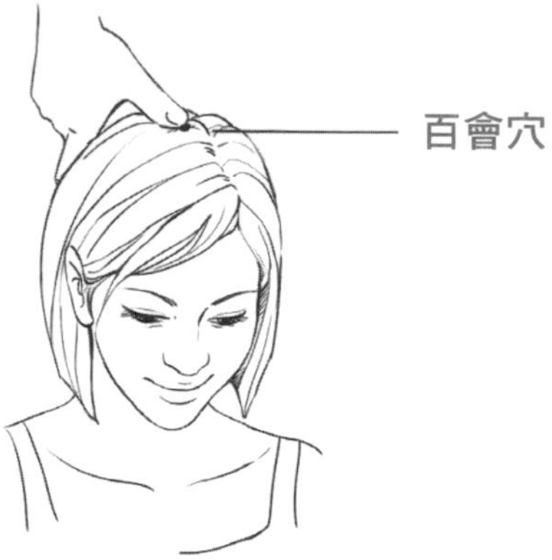
百會穴

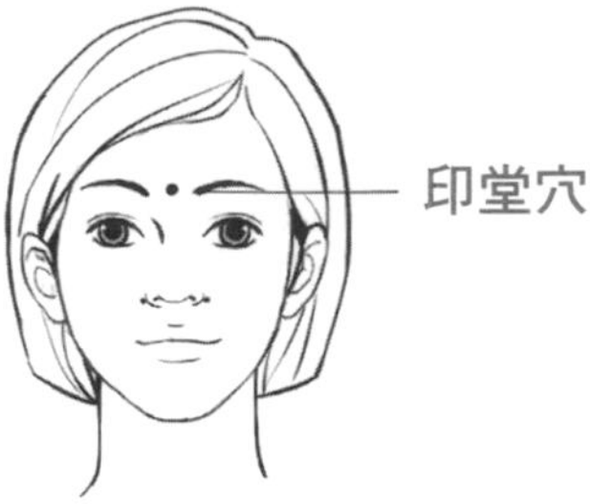
印堂穴

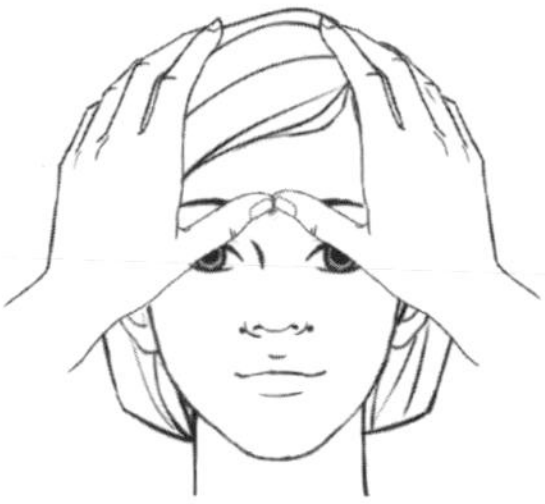

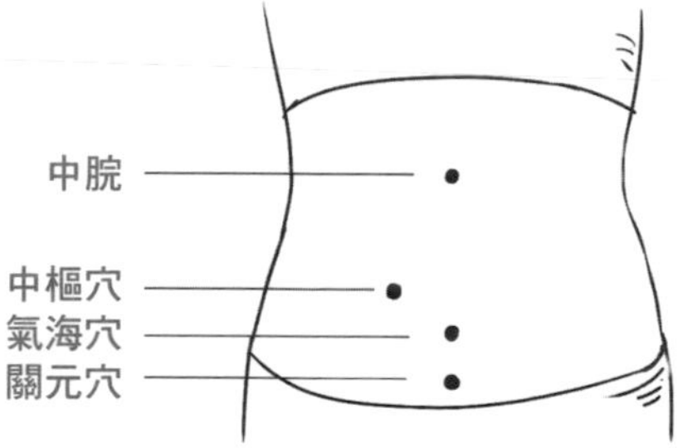
中脘
中樞穴
氣海穴
關元穴

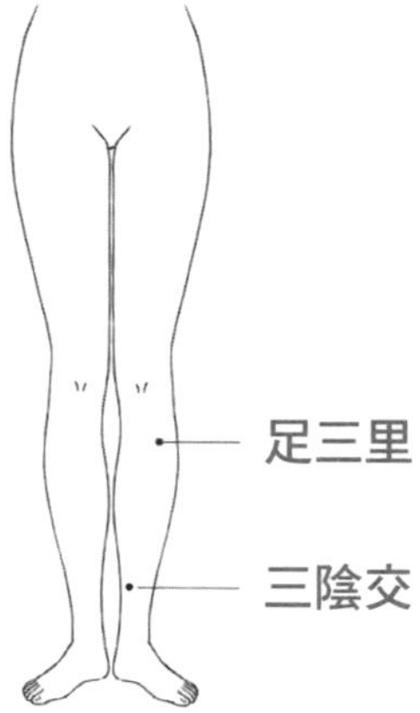
足三里
三陰交

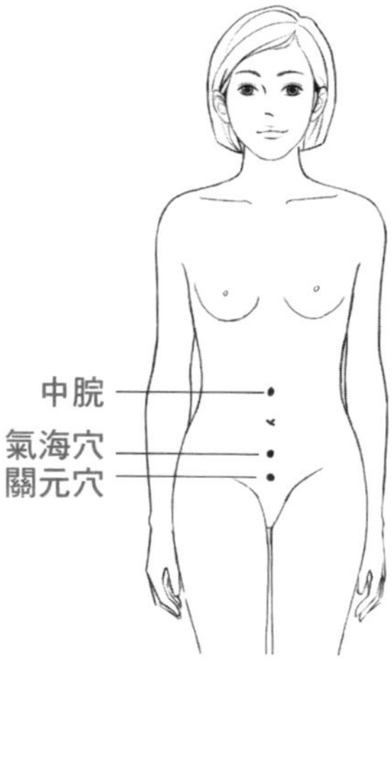
中脘
氣海穴
關元穴

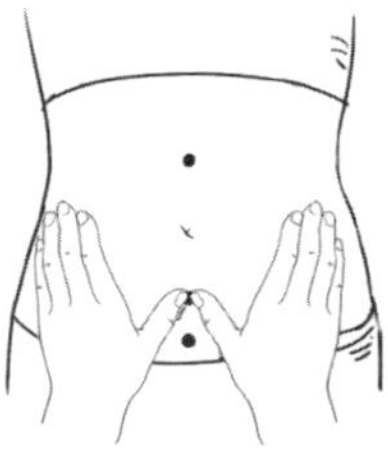

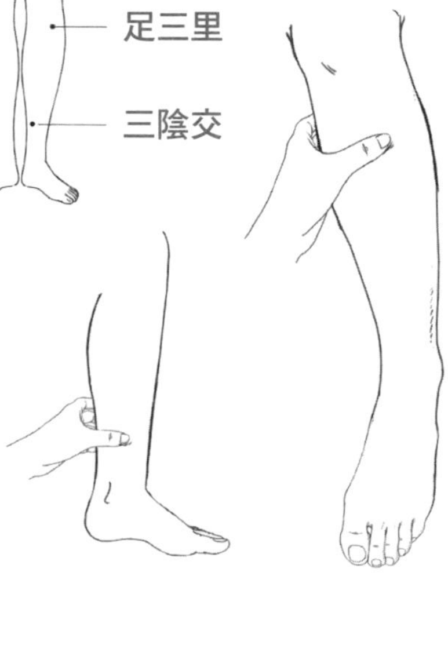

上述病人按法治療，一週後他打電話來，說腹部已經沒有脹氣了，拉肚子的次數少了很多。我讓他繼續按上述方法調養，三個月後所有症狀完全消失。半年後隨訪，病情未復發。

我們碰到很多腸胃敏感的患者都是學生、白領和知識分子，他們大多治癒後一段時間又跑回來找我，說是舊病復發了。一問他們，不是面臨升學壓力，就是工作繁重。這樣經常用腦，很容易緊張、著急、生氣，病也就時常來煩擾了，本來這個病就和情志及飲食息息相關。

要想根治腸胃敏感，一定要調整生活節奏，減輕學習和工作壓力，避免緊張、焦急、憤怒、抑鬱等不良情緒的影響，永遠保持樂觀的態度。飲食上，不能過飢過飽，一日三餐要有規律。要積極調整生活方式，作息規律化。適當參加文藝和體育活動，保持心情愉快，積極鍛鍊身體，增強體質。

熬出來、累出來、氣出來的「乏力症」

很多朋友都有這樣的感受，常常感覺很累。而且這種累，無論怎麼休息都恢復不過來，總覺得沒有精力，全身不舒服。平時去醫院檢查也查不出什麼病，只是這兒疼那兒疼的，但也是一陣兒一陣兒的。整個人提不起精神，胃口也不好。

他們大多在三十歲到四十歲之間，但是近兩年來，越來越多的二十多歲年輕人也患上了這種病。上次有個二十五歲的小夥子，臉色很差，無精打采的，十分低落地問我：「醫生，我是不是提前衰老了？我怎麼感覺是二十歲的年齡，八十歲的身體呢？」的確，他現在的身體狀況，比正常的年輕人差了很多。

他這種全身不舒服的感覺已經持續了半年。他是某銀行的業務經理，半年前和同事發生口角後一直悶悶不樂，後來感覺四肢經常痠疼，愛發熱出汗，還愛拉稀，吃不下東西。晚上睡不好覺，白天煩躁，第二天上班特別疲憊，總感覺睡不醒。

很多朋友看到這裡，可能會暗自叫道，「我也是這樣的」、「不知道為什麼就頭疼了」、「總感覺軟綿綿的」……大家其實不用恐慌，這並不是提前衰老，也不是什麼大病，這只是你的身體在告訴你，它很疲勞了。

我們的身體就是我們最親密的朋友，可是我們卻一直在慢性傷害它，上班族日夜不分地熬夜，孩子每天過度用腦，中年人不停地應酬。這一切的「過度」消耗，身體都在替我們承擔，但有時它實在承擔不住了，就會給你發出一個個信號，像疲勞、失眠、沒精神等，都是身體給你的信號。你如果不注意身體發出的這些信號，身體的小毛病就會慢慢發展成大病。

就說這個疲勞信號，在近年來提出了個名詞，叫疲勞綜合症。為什麼是近年來呢？以前那麼多病人，都沒有疲勞綜合症這一說。因為以前社會不如現在那麼發達，那時人們的生活和工作都相對簡單，作息時間都比較有規律，還有工間操，重視體育鍛鍊。而現代人工作壓力很大，平時精神緊張，而在生活中，娛樂項目眾多，經常熬夜、上網等都對身體造成了負荷，又不知道休息調養。這些負荷你自己感覺不到，但時間長了，在不知不覺中就成為疲勞綜合症了。

像這位小夥子，年紀輕輕的就是部門經理了，工作壓力可想而知，經常加班熬夜，生活上飲食沒有規律。加上之前與同事有點矛盾沒能化解，鬱悶煩惱統統積壓在心裡，中醫有個詞叫肝氣鬱結，這個詞在病症中出現的次數很多。經常說一個人肝氣鬱結，是什麼意思呢？這其實是說一個人的情志障礙，就是情緒上發生了問題。中醫倡導把「身心」結合來治療，為什麼不良的情緒會有這麼大的危害？因為肝主條達、性喜開朗疏泄，是人體的正常生理本性，如果你不能以寬廣的胸懷與人和諧共事，老是因為一些小事跟自己過不去，你的身體能受得了嗎？所以中醫說「肝者罷極之本」，這裡的「罷」即「疲」之意，就是說，肝是造成疲勞的根本。再加上平時過勞，體力消耗過大又不能很好地恢復，生活沒有規律，久而久之當「勞累」和「鬱結」結合在一起時，就會爆發出疲勞綜合症。

疲勞綜合症的基本病機可以概括為虛與鬱。我們來看這位小夥子，舌體較胖，舌質紫黯，舌邊有齒痕，看得出他脾胃很虛弱，因為長期的壓力和精神緊張抑鬱，影響脾胃，很容易耗傷元氣。氣虛的人特別容易累，氣虛，則清陽之氣不能充實周身、濡養頭目，所以頭暈。同時還會乏力、語聲細微，食欲下降，再加上不良情緒傷肝，容易腹瀉。和同事吵架、生氣則鬱悶之氣全鬱結在肝，肝氣不順暢，這就是鬱，所以他經常煩躁多夢，精神抑鬱，記憶力下降。肝氣橫逆而脾胃失和，水濕不化。中醫認為脾主管肌肉四肢，脾氣虛了，其主管的四肢肌肉張力下降，就會感覺虛弱無力了。

我建議小夥子使用了參葛膠囊，以針對他的疲勞綜合症。

方中以人參、白芍為君，補脾益氣，滋陰養血。白芍味苦酸，主養血柔肝、斂收陰精；人參甘苦平，主大補元氣、補脾益肺；白芍守而不走，人參走而不守。二者相配，一收斂，一益氣，令氣中生血，血中養氣，氣帥血液灌溉周身以濡養四肢百骸，使氣血旺盛，精力充沛，肌肉強健有力。又肝藏血，主疏泄，喜條達，體陰而用陽，為罷（疲）極之本。長期工作緊張，則肝陰內傷，肝鬱氣滯，橫範脾胃，使中焦升降失常，則出現脘腹不適，心煩易怒，筋脈攣急，周身痠楚等不適，故以白芍陰柔之品柔肝緩急，可收養血榮筋，緩急止痙之效；人參有大補元氣，補脾益肺的功效，但單用則功效甚微，配以白芍則大張其功。首烏藤、黃精、淫羊藿、佛手為臣。黃精甘平，歸脾、腎、肺經，善補氣養陰，健脾益腎；淫羊藿辛、甘、溫，歸肝、腎經，有補腎陽，強筋骨之功；首烏藤為蓼科植物何首烏的藤莖。其性微溫，味微苦而甘澀，入心、肝、腎經，具有養心安神的作用。三藥合用既可助君藥補肝腎，益精血，又可續筋骨，安心神，更能加強補肝體，滋肝用，緩肝鬱之功。佛手疏肝理脾，調暢中焦氣機，行氣消痞，補而不滯；葛根甘、辛、涼，歸脾、胃二經，善解肌退熱，生津止渴以為佐使。群藥合用，共奏補氣血、滋化源，調氣機、解肝鬱，和五臟，榮筋脈，利關節，緩攣急，從而達到解除疲勞，恢復精力的目的。

人參大補元氣，固脫生津、安神。治勞傷虛損，食少，倦怠，反胃吐食，大便滑泄，虛咳喘促，自汗暴脫，驚悸，健忘，眩暈，頭痛，陽痿，尿頻，消渴，婦女崩漏，小兒慢驚及久虛不復，一切氣血津液不足之證。

白芍養血柔肝，緩中止痛，斂陰收汗。治胸腹脇肋疼痛，瀉痢腹痛，自汗盜汗，陰虛發熱，月經不調，崩漏，帶下。

首烏藤養心安神，通絡祛風。治失眠，勞傷，多汗，血虛身痛，癰疽，瘰癧，風瘡疥癬。

佛手理氣化痰。治胃痛，脅脹，嘔吐，噎嗝，痰飲咳喘，並能解酒。

淫羊藿補腎壯陽，祛風除濕。治陽痿不舉，小便淋瀝，筋骨攣急，半身不遂，腰膝無力，風濕痺痛，四肢不仁。

黃精補中益氣，潤心肺，強筋骨。治虛損寒熱，肺癆咳血，病後體虛食少，筋骨軟弱，風濕疼痛，風癩癬疾。

葛根升陽解肌，透疹止瀉，除煩止渴。治傷寒，溫熱頭痛，項強，煩熱消渴，泄瀉，痢斑疹不透，高血壓，心絞痛，耳聾。

我們平時所說的疲勞綜合症其實是我們五大臟腑的功能不能平衡，中醫講究的正是各大系統之間的平衡，一旦這些平衡關係被打破，我們的身體就出現了各種問題，而參葛膠囊就是兼顧各種身體臟腑系統不平衡的問題，以堅實脾胃為主體思路，幫助我們對抗疲勞綜合症的。

還有一個茶飲方：西洋參六克、玫瑰花五克、厚樸花五克、扁豆花五克、炒杏仁九克、炒防風四克、生薑一片。十四劑，水煎服。方中西洋參補氣養陰，防風疏發肝鬱。

多數的疲勞綜合症都是「鬱」引發的，肝屬木，性主升發。如果長期工作緊張，思慮多，壓力大，勞心過度，致使情懷不暢，就像一棵生長在春天裡的樹，被壓住了枝椏，樹木就失去生發之性，無法往上繼續生長。人一旦失去生發之機門，就會精神委靡、抑鬱，甚至對生活失去樂趣，並會引發其他四臟的功能失調。這時就要疏肝理氣，讓體內氣機順暢，振奮陽氣，使其恢復盎然生機。

推薦給這類病人飲用的洋參玫瑰花茶，其中包含的西洋參是益氣養陰常用的食材藥物，可在湯料中使用。玫瑰花香氣走散，舒肝調氣。

三個食療方，化解脾氣虛

我們經常可以聽到人們抱怨某些人懶，「能坐著絕不站著，能躺著絕不坐著」，整個人軟塌塌的，幹什麼都提不起興趣，能少走一步就少走一步，能少動一下就少動一下。

他們很多其實也不是懶，很多人都是犯上了脾氣虛的偏差。脾氣主升，給人一種奮發向上的力量，脾氣一虛，就像是沒了氣的氣球，整個癟在地上了。所以我們有時候也說他們「沒脾氣」，因為脾氣一虛，就算是準備幹點事，往往也很難堅持下來，缺乏一股幹勁兒。

我們常用「中氣十足」來形容一個人說話洪亮，這個「中氣」包括脾氣，脾胃居身體中央，所以脾氣又稱中氣。中氣不足的人，說話往往低聲細語的，性格也比較內向。

我們的身體有時候很像蒸汽機，需要把水穀精微氣化上升，才能運送到人體的各部位。這就是脾臟的「升清」功能。脾氣不足，肌肉以及其他臟器就失去了支持，稍微動一下就氣短神疲了。

脾氣虛的人往往面色萎黃沒有光澤，愛拉肚子，愛感冒。幾個同事一起吃飯，其他人沒事，他拉肚子了；幾個人一起吹了風，其他人沒事，他感冒了。

脾氣虛是怎麼造成的？從後天因素來說，主要就是飲食不節和勞逸失度。我們知道氣是推動心血循環往復的原動力，一刻都不能停下來的。但是過度勞累就會使氣的消耗超過人體的恢復能力，所以古人說「勞倦傷脾」。

既然勞累傷氣，那麼我就躺著一動不動行不行？那也不行。其實我們自己也有經驗，躺久了，更是感覺渾身乏力。因為氣是運動的，你一躺下，氣的運行速度就減慢了，脾胃功能就會呆滯，肌肉就會萎縮，這就是中醫所說的「久臥傷氣，久坐傷肉」。所以說，對氣的調理，講究一個勞逸結合，張弛有度。

脾氣虛的人應該怎麼調理呢？

首先，最重要的就是飲食有節，飯吃八分飽。《說文解字》徐注說：「脾主信藏志，信生於土。」「脾主信」說的是脾的功能是有節律的，到時間該吃飯就吃飯，然後讓它去消化吸收，不能不停地吃，老讓它工作，也不能有一頓沒一頓的，這樣就是「失信」了。

為什麼飯吃八分飽呢？可以說有兩個原因。第一個原因就是要給肚子留一點空間，這樣才能讓它動起來。玩過益智遊戲「華容道」的人都知道，必須留兩個空格，才能讓棋子走動。吃得太多，把胃堵實了，它就不容易動了。第二個原因就是當你感覺吃飽了的時候，其實已經吃多了，所以適當地留下一點空間對機體有益。

現在的小孩子，很多都厭食偏食，其實開始的時候，大多是由於大人挖空心思想讓孩子多吃點造成的。我們經常可以看到家裡的老人和父母一起上陣，又是威逼又是利誘，就是為了讓孩子多吃一口飯。其實完全沒必要，孩子已經吃到一定量了，多吃了這一口，並沒有好處。孩子脾胃嬌嫩，形體未充，後天之本還沒發育完全，吃多了往往在他的脾胃承受能力之外，很容易傷害脾胃。

再如孩子早上多吃了，中午也就不想吃飯，家長就著急了，這孩子怎麼不吃飯呢？就想辦法讓孩子吃。像這種情況，首先應該找到孩子不想吃飯的原因，如果是脾胃出了問題，再讓孩子多吃，就會加重病情。其實碰到這種情況，父母可以給孩子捏脊和摩腹，再讓孩子吃容易消化的食品。民間有一句諺語「若要小兒安，三分飢與寒」，說的也是這個道理。

「脾氣通於口，脾和則口能知五穀味」。脾的運化功能與食欲、口味等密切相關，如果脾的運化功能不正常，那麼口味就會產生偏差。例如脾虛不能健運則口淡無味，就會偏嗜辛辣或甜食等，這也是造成小孩子偏食的原因。

《黃帝內經》中還說，老人「七十歲，脾氣虛」，也就是說老年人隨著年齡的增長，消化能力也開始自然減退，而我們很多老年人，有節約的習慣，看到碗裡還剩一點飯，即使感覺吃飽了也會勉強自己吃下去，其實這一點也應該引起注意。

脾氣虛的人，可以試試以下三個食療方。

第一個是藥粥，原料：黨參（或西洋參）三克、山藥十二克、陳皮三克、生薏仁十克、粳米五十克（或小米）。做的時候，把除了陳皮之外的藥材和粳米一起熬粥。陳皮最好用廣東新會縣出的新會皮，新會皮較香。陳皮需要先用水洗淨泡三十分鐘，然後剁得碎碎的。粥快熬好時，把陳皮帶水一起放入粥中，也可以根據個人的口味再加入少量的鹽，稍微煮一下攪拌均匀，一道健脾益氣的藥粥就做成了。粥快熬好的時候，可以根據個人喜好加入一些菜葉。山藥健脾養胃，陳皮行氣，脾胃是升降樞紐，講究一個「動」字，所以要加一些動力藥，要讓它動起來。脾氣虛的人往往容易夾濕，所以加薏仁米，有些人不喜歡薏米的味道，也可以先用薏米煮汁，再用藥汁和其他材料一起熬粥。

脾氣虛的人，也可以吃點大棗。這個棗怎麼吃呢？例如每天做飯蒸饅頭、蒸菜的時候，就把大棗放鍋裡一起蒸，蒸一次可能看不出變化，第二天做飯的時候，繼續放進去蒸，蒸兩三次之後，大棗就熟透了。蒸熟的棗，糖的轉化特別充分，吃起來味道也特別好。有不少中藥的炮製就是這樣經過幾次蒸曬而製成的。

還有一個益脾餅，可以給小孩當零食吃。用茯苓三十克、白朮十五克、乾薑二克、紅棗三十克、雞內金十克、炒山楂十克共為細粉，麵粉二百五十克，發酵後，放入藥粉和匀，再加適量菜油、食鹽烙成餅，八成熟時取出，切成棋子大的方塊，再放在鍋上慢慢焗乾即可。

益脾餅的功效是健脾益氣、開胃消食，是脾胃同調的餅乾食品，做好後適用於食欲不振、食後胃痛、慢性腹瀉、慢性腸胃病等患者。

這個餅我們曾經給一些消化不良的小兒用過，他們睡臨窗的床，夏天暑熱，肚子沒蓋好，就著涼了，拉肚子，當時就做這個治脾氣虛的餅給他們當零食吃，止瀉效果很好。

還有一個方法是用蓮子豬肚，用豬肚一個，蓮子四十粒，香油、食鹽、蔥、生薑、蒜適量，煮熟了吃。蓮子豬肚功效是健脾益胃、補虛益氣，對於飯量偏小、身體消瘦、經常拉肚子等症狀，效果很好。也可用焦鍋巴三十克為細末，每日上午、下午各服二克（可按年齡大小適量分服），可以起到消除食滯、開胃、增強食欲的作用。

四肢冰涼，脾陽虛，「附子理中」能幫你

我們在報紙上經常看到「生命之火熊熊燃燒」這樣的句子，在我們的身體中，確實有一把火在燃燒，溫暖我們的身體，讓人體保持一個適當的溫度，中醫稱之為「少火」、「命門之火」。其實中醫一般把這種生理之火稱之為「陽氣」，就像太陽的陽氣一樣，是溫暖人體、維持體溫、促進臟腑機能活動的能量。而且這種陽氣因為存在的部位不同而名稱各異，如五臟的心陽、脾陽、肝陽、腎陽等。雖然肺中也有陽氣，但一般不說肺陽，多以肺氣統稱。而所謂的心火、肝火、脾火則多指病

理的邪火。

由於每個人的陽熱程度不一樣，體溫也稍有不同。如小孩子的體溫比成年人高，成年人的體溫比老年人高，男人的體溫比女人高，這都是不同的人體內「火力」不同的體現。

五臟中的陽氣又以脾陽與腎陽最為緊要。往往脾陽不足而導致腎陽不足而影響脾陽不足，最容易出現手足冰冷，身體怕冷怕風、倦怠乏力。兩者在生理、病理過程中相互影響。所謂人體的陽氣就像是蒸汽機燃燒室中的火焰，如果溫度不足，那麼這台蒸汽機的動力也就不足。腎陽命火就像是最開始點燃蒸汽機的那根火柴，脾陽就是後面讓蒸汽機持續運動的燃燒燃料產生的火焰。

中醫說脾主四肢，手足冰冷就是脾陽虛的最直接的體現。相對於軀體而言，四肢是人體之末，所以四肢又稱四末。火力不夠，其煦暖作用就到不了四肢，所以脾陽虛最典型的症狀除消化道症狀外就是手腳發冷，重了就是脾腎兩虛了。如果早期沒有得到調理，就像蒸汽機漏氣，開始是氣虛，如果長期漏氣，那麼燃燒室的溫度也會隨之下降。

脾陽虛則伴有胃部經常發涼的症狀，肚子疼的時候，用手按揉幾下或者熱敷一下就會好很多。有些人就喜歡雙手捂著肚子站著，這個姿勢他自己可能都沒有意識到，但是身體自然而然就形成了這樣一個保護性的姿勢。

夏天吃冷飲以及吹空調可以說是造成脾陽虛的罪魁禍首。夏天暑熱，渾身冒汗，直接往肚子裡倒一大杯冷飲或者啤酒，那真是透心涼，讓人不由得說一聲「好爽」！但是冷飲入胃，是直接戕害陽氣的。就像汽車發動機過熱了，可以通過外部降熱，但是不能直接往汽缸裡倒冷水一樣，我們的身體有各種自然調節體溫的方法，而直接往肚子裡倒冷飲，就相當於直接澆滅陽火。冷飲進入肚子之後，還是需要脾陽產生的熱量把它們加熱到一定的溫度才能吸收運化，如果脾陽的熱量不足，這些水分就不能很好地代謝而變成痰濕，淤積在體內。

還有就是病後體弱也是造成脾腎兩虛的原因之一。此外還有因為長期服用苦寒藥造成的，如黃連解毒丸等，也會損傷陽氣。現在濫用抗生素問題大家都很關注，抗生素大多類似於中醫苦寒類藥品，這些藥品吃了之後，首先對胃產生一定的損傷，同時也會導致脾陽不足。

我們曾碰到過一個病人，特別典型，以前她就喜歡吃涼的，還喜歡待在空調房裡，大便老不好，所以老吃通便藥。通便藥裡面含有大劑量的大黃，這就是一個苦寒藥。她先是出現便溏、手足不溫，後來就出現了血壓低、不出汗，一檢查，得尿瀦留了。她的膀胱能存六百毫升的尿，但是只能尿出來一百九十毫升。她到醫院就診，找到治療尿瀦留最好的專家，醫生告訴她，只有兩個辦法：一個是插尿管，如果平時不願意插尿管，那就等病情加重時緊急插尿管；第二個方法就是服用排尿劑。她這個病，最開始的時候，也是由於吃多了苦寒藥，損傷到了脾腎的陽氣。

脾陽虛的人應該如何調理呢？可以吃點理中丸，其成分有人參、白朮、乾薑、甘草，專治腹冷、胃痛、下痢、手腳發涼。脾腎陽虛的人可以服用附子理中丸，即理中丸中再加上附子。

另一個方法就是艾灸。艾葉性溫純陽，能振扶陽氣；氣味辛烈，能通行諸經，調理氣血，散寒溫胃。此外，艾絨還有一個特點，就是燃燒時火力溫和卻能直透皮膚，溫暖到肌肉的深處，若以其他物品代替，往往會灼痛身體。所以現在雖然有很多新的施灸材料，但是這裡還是推薦以艾草施灸。

普通人可以使用艾條灸，先用桑皮紙將艾絨捲成一定大小的煙捲狀，一端點燃後保持一定的距離，熏灼所要灸的部位就可以。很多人會疑惑，這樣灸會燙傷嗎？會留下疤痕嗎？其實完全不用擔心，灸的時候可以自己控制熱度的強弱和時間的長短。有人也會問：「灸的時候，什麼樣的熱度比較合適？」這個問題應該問我們自己的身體，以舒適為宜。如果我們的身體處在陽虛的病理狀態時，就會感覺非常舒服，像是寒冬裡烤火爐一樣。

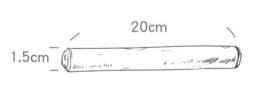

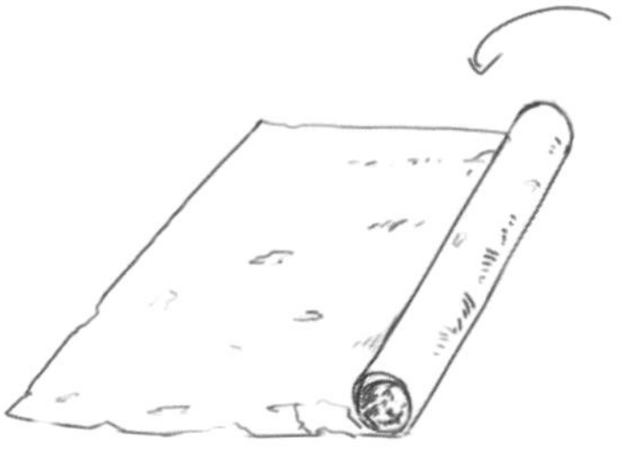

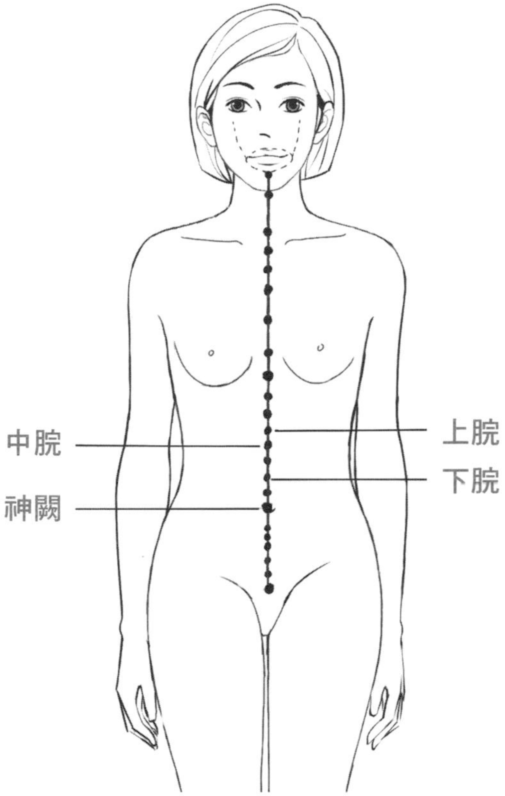
中脘
上脘
下脘
神闕

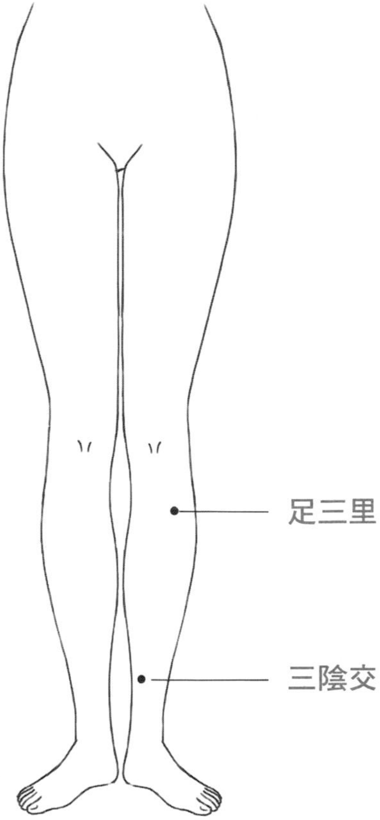
足三里
三陰交

出現了脾陽虛的症狀，也可以艾灸上脘、中脘、下脘、神闕，這一任脈線，還有足陽明經的天樞、足三里、足太陰經的三陰交。取穴的時候，要注意所謂的肚子的中線，不是幾何意義的中線，而是我們肚皮上顏色偏深的那條線，有很多人的中線其實是偏的，取穴的時候依然要以這條黑線為準。足三里和三陰交的取穴，要一條腿取一個穴位，例如左腿取足三里，那麼右腿就取三陰交。灸的時候，第一個穴位灸三分鐘，然後換下一個穴位，這樣循環著來。一般灸三遍就可以了。受涼後拉肚子、腹冷、腹脹，這個時候灸一下，就會感覺舒服很多。另外女孩子如果經常經期延後、肚子冷痛，可以用熱水袋捂一捂來減輕症狀，或者用這個灸法。如果經血顏色較深，經前期乳房脹痛，經期提前，那麼就不適合用這種灸法。

前面說的艾條，是傳統的做法，煙味比較大。想要防止房間裡出現艾煙味道的話，也可以捲細一點，不過艾灸的力量也會弱一點。還有一種無煙的艾條，在藥店也可以買到，不過效果上，還是傳統的那種艾條較好。

上面說的是灸法調理脾陽虛，下面再介紹一個脾陽虛的食療方。

黃芪蒸雞：嫩母雞一隻，炙黃芪三十克，食鹽一點五克，紹酒十五克，蔥、薑各十克，清湯五百克，胡椒粉二克。這個食療方的主要功效是益氣升陽，養血補虛。對於脾虛食少，乏力，氣虛自汗，易感冒，眩暈，麻木以及久瀉、脫肛、子宮下垂等症，都有很好的療效。初期服用者為避免上火，黃芪開始可以只加十克，吃了如果覺得舒服，就可以慢慢增加。

中醫講「動則生陽」，即在肌肉運動中可以產生大量的熱量。所以脾陽虛的人，也需要適當鍛鍊，運動量不需要太大，但是活動的時間可以稍微長一點。

手腳發涼適宜用溫補療法，補虛去寒以增強我們機體的生命活力。但是並不是所有手腳冰涼的症狀都可以用溫熱法治療的，如果是平時容易緊張、急躁、血壓偏高、舌質偏紅的人，最好去看一下醫生諮詢一下為好。

脾陰虛的秘方：四仁竹笋粥

我們講了脾氣虛、脾陽虛，接下來就要說說脾陰虛。

脾陰就是指營養濡潤消化道的物質及各種消化液，如胃液、胰液、腸液，及營血等。我們看一輛車，汽油、潤滑液、冷卻液這些都是屬於陰，如果陰液不足，同樣會有食欲不振、消化不良、倦怠乏力這些症狀，可其病機有異，其治有別。

陰虛的人，陰陽失去平衡，往往表現為陰虛生熱的症狀，所以脾陰虛的人，由於濡潤的陰液不足，往往會有燥乾、燥熱的現象，同時也會表現出皮膚乾燥。這類人，往往臉色發黃，但是到了午後，兩顴又會泛紅。陰液的一個作用就是抑制我們人體陽熱，使身體不致過於亢盛。而脾胃陰虛的人，津液虧虛。在上部的表現是口乾舌

陰陽偏盛偏衰示意圖

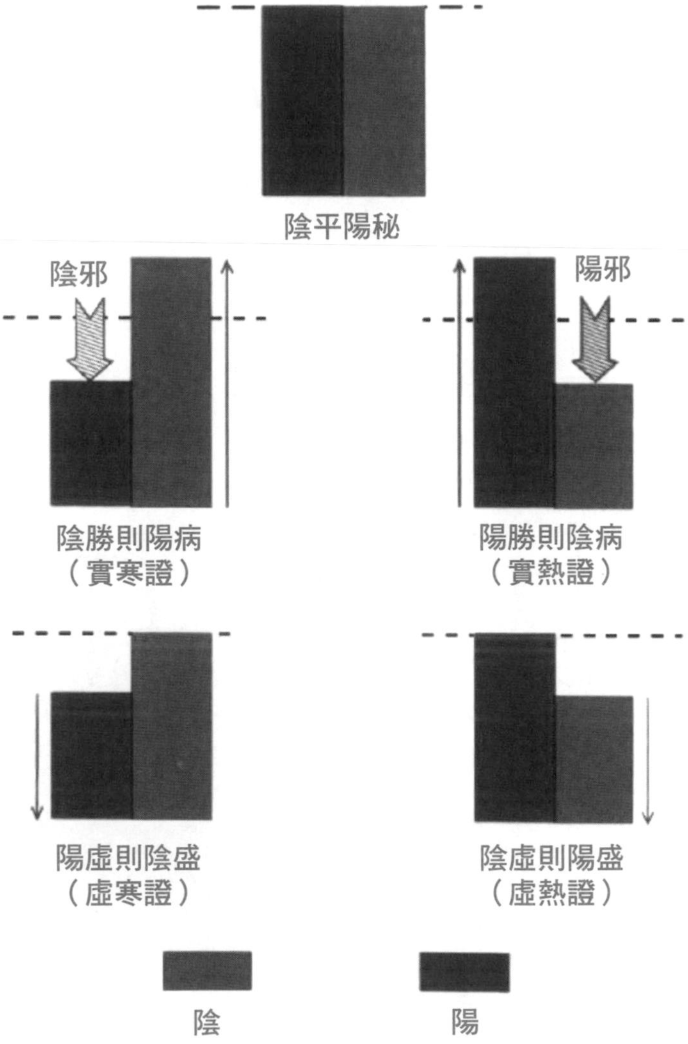
陰平陽秘
陰邪
陽邪
陰勝則陽病
（實寒證）
陽勝則陰病
（實熱證）
陽虛則陰盛
（虛寒證）
陰虛則陽盛
（虛熱證）
陰
陽

燥，嘴唇經常乾裂，唾液分泌減少，消化能力減弱；在下部的表現就是大腸的腸道不夠滋潤，所以經常便秘。

脾陰虛是怎麼造成的呢？

一個原因是飲食偏差。根據中醫長期臨證體驗，詢問脾陰虛患者的生活習慣，發現大多有嗜食辛辣和飲酒的歷史。辣椒辛烈，酒性屬火，尤其是高度的白酒，多易灼傷胃陰，並影響到脾。近些年來，由於飲食習慣的改變，盛行辛辣，一盆菜中三分之二是辣椒或辣油，辣味的過食久用，就會過度刺激灼傷咽喉食道、胃、腸黏膜，並化熱化燥，傷及這些部位的陰液。再有現在盛行的煎炸食品，也是劫傷津液，灼傷脾胃陰液的兇手。吃得太飽、太油膩，也會如此。

第二個原因就是熬夜。天地四時運行，萬物化生，都有陰陽消長、動靜得宜的道理。根據大自然的規律，白天主陽，主動，萬物充滿勃勃生機，陽氣升騰向上；晚上主陰，主靜，萬物靜謐安詳，陰氣內沉向下。所以日出而作，日落而息，人體的陰陽也與之相應。夜晚是陽入於陰的時候，是我們身體得到修復的最好時段，小孩子也是在夜晚睡覺的時候，身體長得最快。但是現在很多人喜歡熬夜，年輕人熬夜遊玩，中年人熬夜工作。熬夜不但讓陽氣得不到安養，更讓陰液得不到滋生，也會造成脾胃陰虛。

這裡也介紹兩個食補方：

一個是燕麥百合粥，可以做來當早飯吃。用百合十五克，粳米、燕麥適量，煮粥即可。

一個是扁豆山藥粥，用白扁豆十五克，粳米、鮮山藥各三十克，百合十五克，白糖適量。先將鮮山藥、百合洗淨，山藥去皮切片，備用。再煮粳米、白扁豆至半熟。加入山藥片、百合煮粥，加糖。如在南方地區，可加入鮮葛五十克，以加強生津潤脾的作用。此粥可以滋脾化陰，淡養脾氣，老弱咸宜，不妨一試。

如果脾陰虛表現在下，以腸燥為主。特別是老年便秘難解者，可常服四仁竹笋粥。用松子仁十克，甘杏仁六克，核桃仁十二克，花生仁八克，新鮮竹笋十五克，粳米一百克，以清水一千五百毫升、將粳米和其他材料分別放置在兩個容器中，浸泡二小時。先以文火煮粳米二十分鐘，再放入其他材料文火煮三十分鐘，至粥如糜狀，即可分二次食用。此粥妙在開達肺氣、潤腸通便。與扁豆山藥粥交替服用，則有異曲同工之妙。

吃飯沒胃口，山楂神曲粥

脾為中土，處中央而灌溉四旁。而中土是什麼意思呢？就相當於咱們國家的黃河以南、中原一帶。中原一帶溝通南北，合天下之全勢，是四方聯繫的樞紐，由中原到四邊或者由四邊到中原都很便捷。所以中原有事，必影響四方；四方有事，必波及中原。脾胃在五臟中就處於這樣一個「中原」的位置。它溝通上下，灌溉其他四臟。一旦脾胃出現了問題，就會上邊胃脘痞滿，下邊大小便不通暢，上下升降運動停滯，其他四臟也會相繼出現問題。

脾胃互為表裡，一起司掌人體的消化吸收功能，同為氣血生化之源。胃主受納，把食物攪拌腐熟；脾主運化，把營養精微物質輸送到周身其他腑臟。同時，脾和胃在性質和功能上又正好相反，兩者一起形成一個矛盾統一體。在陰陽五行中，脾屬陰，胃屬陽；在喜好上，脾喜剛燥，胃喜柔潤；在功能上，脾主升清，胃主降濁。就是這樣兩個互相對立的器官，一起相互合作完成人體的消化吸收功能，成為後天之本。

它們體性相反，作用合一。如果二者不能齊心合力、相互協調地共同發揮相輔相成作用，就是脾胃不和了。

例如脾升胃降，營養物質上升入於心肺，通過心主血脈的血液循環以及肺的宣發作用以潤養全身；經過初步消化的食物下移於腸，再排泄出去。如果脾氣不升，那麼營養物質不能很好地吸收利用，使清氣滯留於下，就會拉肚子；胃氣不降，則胃的由上而下的蠕動作用減弱，胃排空時間延長，則濁氣不能下趨，就會出現胃脘痞滿、腹脹、噫氣、反酸，進一步則會出現噁心、反胃的症狀。

脾胃功能不能協調，有時肚子雖空，也會沒有食欲。造成脾胃不和的原因很多，主要跟我們的起居、飲食習慣有關。沒有護養好脾胃，難以維繫其正常的升降和諧的生理功能。

脾胃不和是一組綜合性症狀，對於脾胃不和的調理，首先推薦「八段錦」中的第三段「調理脾胃須單舉」。「八段錦」養生功法起源於宋代，由八節動作編成，每個招式自然舒展，全身如遊走東西南北、上下左右，與自然「八方」相融合。又因其動作柔和而優美，彷彿華麗的錦緞在微風中隨興而動、起伏飄逸。因此，人們將這套功法命名為「八段錦」。我從二十世紀五〇年代起，就開始研究和繼承傳統八段錦的養生精髓，再結合現代城市人快節奏生活狀態，自創「路氏八段錦」，動作更加輕鬆、自然，是一套專為城市人養氣健身而設計的獨特功法。「八段錦」可以八段合練，也可以根據自己的身體單練一段。其中的第三段「調理脾胃須單舉」對於脾胃有綜合的調理功效。

步驟：

一、（吸氣）兩手畫弧抱球，右手在上，手心向下，虎口向裡，於胸前兩乳平行處，左手在下，手心向上，虎口向外，於小腹丹田處，兩手掌心相對（吸氣盡）。

二、（呼氣）左手上托至左肩前，轉腕成肘外翻，上推至頭頂左上方，同時右手下按至小腹右側，斜畫下壓於右大腿外側，手心向下，指尖向前，雙臂同時微用力抻拉（呼氣盡）。

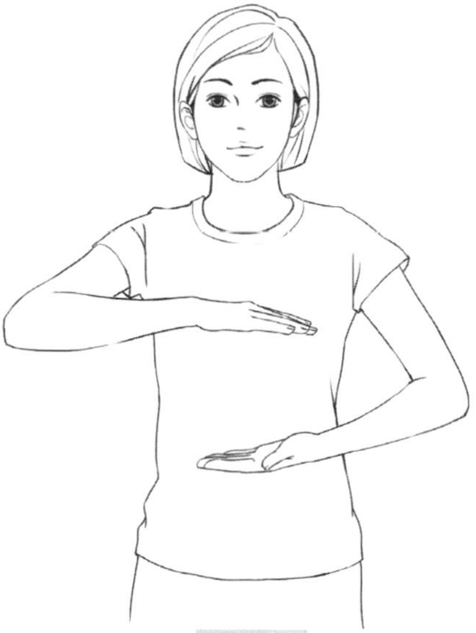

步驟一

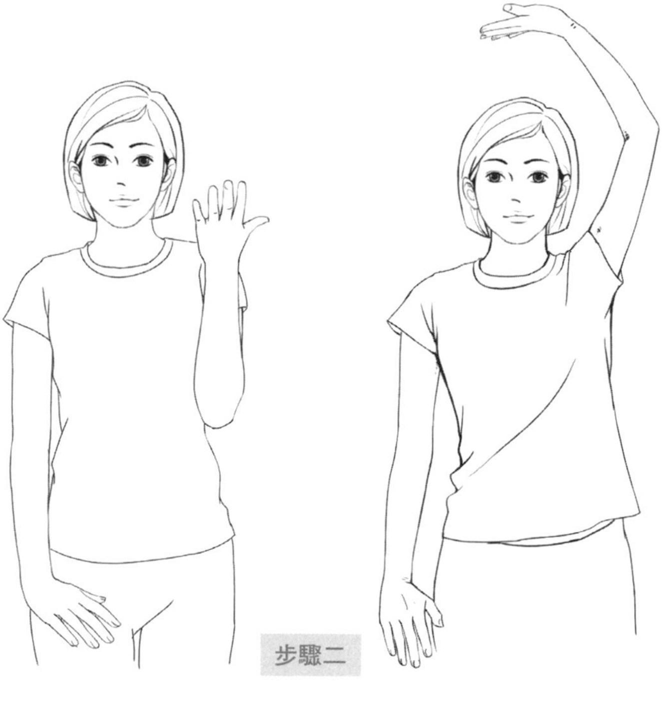

步驟二

三、（吸氣）左手沿身體中線自然下落至胸前兩乳平行處，虎口向裡，掌心向下，同時右手上托至小腹丹田處，虎口向外，掌心向上，雙掌心相對，成抱球（吸氣盡）。

四、（呼氣）右手上托至右肩前，轉腕成肘外翻，上推至頭頂右上方，同時左手下按至小腹左側，斜畫下壓於左大腿外側，手心向下，指尖向前，雙臂同時微用力抻拉（呼氣盡）。

如此一～四節反覆三遍。

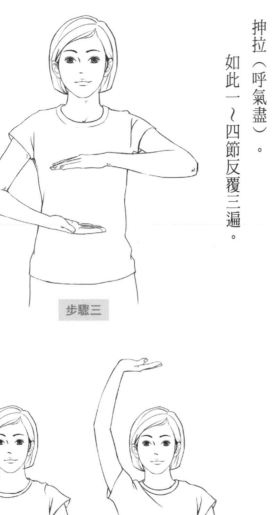

步驟三

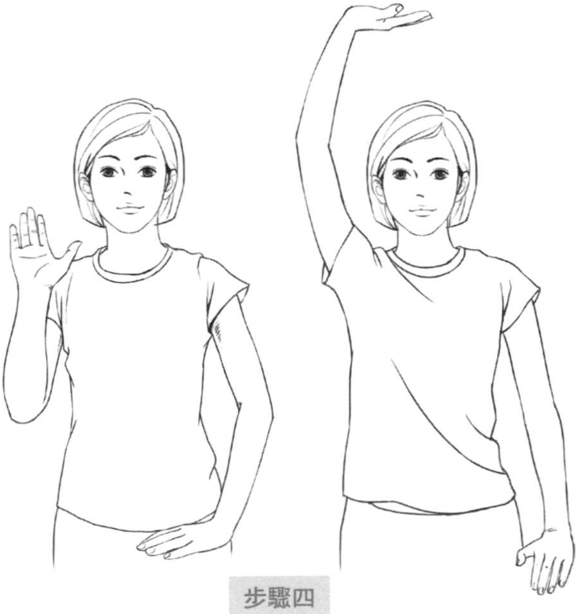

步驟四

五、（吸氣）左手上提，右手下落，兩手掌心向下，虎口向裡，十指相接於胃中部（吸氣盡）。

六、（呼氣）雙掌同時下按，經過小腹斜畫垂於雙腿褲線兩側，氣沉丹田（呼氣盡）。

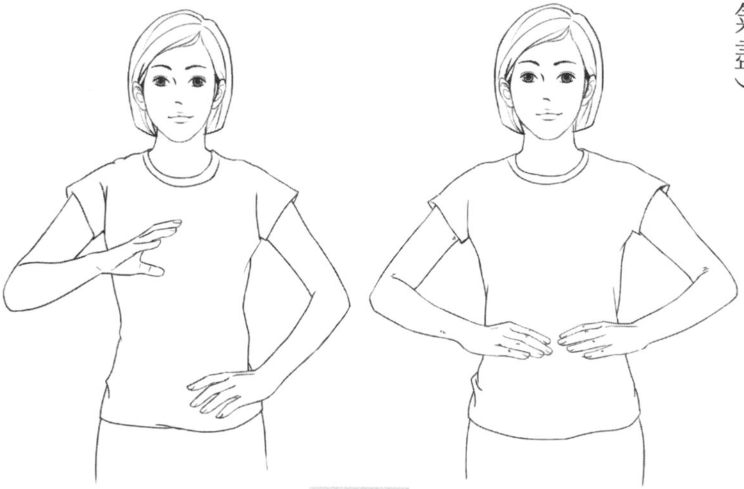

步驟五

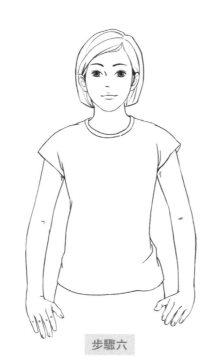

步驟六

本段能引脾胃兩經的經氣，達到調理脾胃的目的。

要點：練習的時候意守丹田穴，剛開始練的時候如果不習慣，也可以把注意力集中在自己的呼吸上。兩手上托下按時兩腳腳趾用力抓地，尤其雙腳拇趾、次趾能引脾胃兩經的經氣，所以一定要注意。

練習「八段錦」，強調的是內外、形意的合一，這裡為什麼把如何呼吸規定得這麼清楚呢？其實就是通過動作來調息。當你的注意力轉移在動作時，你的調息也就在裡頭了，自然就滌神靜慮，形神相合。熟練了以後，不需要任何的刻意控制，呼吸、心神，自然而然就和諧統一了，也就符合了大自然「靜」的狀態。

藥膳方面，也可以吃點山楂神曲粥。取山楂五克，炒神曲二十克，粳米五十克，用紗布將山楂和神曲包好放入鍋中，加水適量，煎煮半小時後去掉藥渣，再加入粳米煮成稀粥。吃的時候加適量白糖調味，即可食用，每天二次。這道粥具有健脾和胃、消食導滯之功效。味道酸甜，小孩子也挺愛吃。對於小兒脾胃不和導致的食欲不振、濁氣上逆的呃逆等症狀，都有很好的療效。

還有一道桂花葛粉羹，對於調理脾胃也有很好的效果。

先用適量涼開水調五十克葛根粉，再用沸水將其沖化，使之成晶瑩透明狀，再加入桂花糖五克，調拌均勻即成。此羹甘甜潤口，氣味芬芳，有醒脾和胃的功效，對食欲不振、便軟不調等症狀有較好的輔助作用。

弄清病因治失眠，切忌盲目吃安定

有一次我在三芝堂坐診，連續看了三位失眠的病人，有些學生很奇怪地提出：「這幾位病人都是以失眠為主症，為何方中看不到什麼安神藥物？」

這也是很多人對失眠的一個誤解，認為失眠是精神問題，用藥多以安神為主，甚至服用安定劑類抑制中樞神經興奮的藥品，其實都是治標不治本的方法，長期服用容易對藥物產生依賴。我有不少病人長期服用安定，開始一片就行，現在吃五～六片都沒用。

人為什麼會失眠呢？具體的病因很多，但是都可以歸結為「營衛失調」。什麼意思呢？我們人體有營氣和衛氣，營氣是陰氣，為我們的生理活動提供營養，化生血液；衛氣是陽氣，分布周身，保衛人體不受外邪侵害。我們看一座正常的古代兵營，白天衛兵出營，操練演習，保衛營房的安全，修固營房；晚上衛兵入營，得到休養，為第二天的戰鬥積蓄精力。所以中醫認為：衛氣的晝日出行於體表，暮夜內行於裡，對心神的安定，以及神經系統的平衡起到了至關重要的作用。

用橘茹飲治療肝胃不和的失眠

中醫講「木疏土」，這裡的木指肝，土指脾胃，是說肝的精神情志、疏泄功能正常，則有利於促進消化系統的消化吸收、胃腸道蠕動。這句話強調了人體精神因素對消化系統的影響。因為在病理條件下，往往「木不疏土」，造成胃腸道的功能停滯，胃氣上逆，進一步影響膈肌下降，造成胃失和降而臥不安的失眠狀況，即《內經》中所說的「胃不和則臥不安」的道理。

我在廣安門醫院曾經治療過一個斯里蘭卡婦女的頑固性失眠症。這位病人巴某某，當時五十五歲，已經失眠六年多，一直吃安眠藥。她到中國後，被中國博大精深的傳統文化吸引，開始練習氣功，失眠症狀也得到緩解。而近幾日失眠症狀又開始加重，於是前來求診。

她說最近入睡非常困難，入睡後也睡得不深，聽到一丁點兒聲響就會驚醒，醒來後就再也睡不著。我看她形體瘦削，目眶發黑，雙目乏神，肌膚乾燥沒有光澤，在訴說自己的症狀時連連打嗝，說起自己的病還不斷嘆息，就問她：「是否有胸肋疼痛？胃口怎麼樣？」她說右側胸肋經常疼痛，胃口一直不好。我確診為肝胃不和，膽失寧謐造成的失眠，所以用溫膽湯加減治療。十六天後，這位病人複診，面色紅潤，肌膚潤澤，她說現在吃飯也香，睡眠也香，只剩下陳年老病腰脊痠痛，希望我幫她調理調理。我就給她開了益氣養心、健脾補腎的藥方劑，以整體調理、鞏固，同時也是進一步鞏固失眠的治療。

這種類型症狀的失眠，可以用溫膽寧心的方法治標，用調理脾胃的方法治本。做為家庭療法，這裡推薦橘茹飲。材料：陳皮三十克，竹茹三十克，柿餅三十五克，乾薑三克，白砂糖八克。將橘皮洗潤後切成約一公分寬的長條；竹茹挽成十個小團；乾柿餅切成約〇．二～〇．三公分的厚片；生薑洗淨，切成〇．一公分厚的薄片。將橘皮、竹茹、柿餅、生薑同時放入鍋內，摻入清水約一千毫升，先用武火煮開、再用文火煎約二十分鐘，濾出藥汁，再煎一次，合併煎液，用潔淨的細紗布過濾出澄清的液體。藥液加入白糖，攪勻即成，代茶飲之。

本方藥味兒少，性平和。多是藥食兩用之品。寒溫並用，使清中有溫，清而不寒，有理氣和胃、降逆調神的功效，適於一般年輕人及病情較輕者。

現在失眠的人，很多是由於情緒上鬱結或者精神壓力過大引起的。肝主疏泄，其中含義一是促進消化系統的消化功能，二是調節情志，把鬱悶的情緒紓解開。不良情緒和肝功能的失調往往互為因果，例如暴怒會傷肝，而肝的疏泄功能失常，又會讓人更容易急躁、發怒。所以失眠的病人，平時宜開寬心胸，遇事不要斤斤計較。

用百麥安神茶治療心腎不交的失眠

《周易》六十四卦，最後兩卦是「既濟」和「未濟」。「既濟」的卦象是水在火上，表示成功，展現的是水火交融的景象；「未濟」的卦象是火在水上，表示未成功，展現的是水火分離的景象。我們日常所見的物理現象是水火不容，水火交融怎麼能表示成功呢？這就是中華傳統思維獨具魅力的地方，也正反應了人體生命運動的獨特之處。五臟中，心屬火，腎屬水，水火交融、心腎相交，才能完成人體的生命活動。神經系統的相互協調，才有白天的精神煥發，晚上的安然入睡。如果心腎不交，水火分離，失去了相互交融、相互克制，那麼醒著時頭暈健忘，耳鳴心慌；睡覺時失眠易醒，盜汗夢遺。水火背道而馳，心火上炎而不下，則交感神經獨亢，導致咽乾口燥、潮熱舌紅；腎水下行而不上，則導致腰痠腿軟，早泄無力。

造成心腎不交的原因是什麼呢？一個是房事不節，縱欲過度。對於現代人來說，更多的則是因為勞心過度。現在腦力勞動者越來越多，競爭也越來越激烈，交感神經緊張、興奮度增高，所以失眠的人也很多。而且現代人的欲望也多，各種各樣的廣告，也以誘惑人的欲望為能事，欲望得不到滿足的話，也會化作鬱火消灼腎陰，以致陰不斂陽，導致心火偏旺，不能沉靜神藏，心腎失於交泰，而發生疾病。

人到中年，機體伴隨著荷爾蒙水平的下降，平衡失調，這是自然老化的開始，中醫理論認為，人過四十，陰氣自半，肝腎陰虛，心火偏旺，這種類型的失眠也是很多的。今年一月份的時候我們還治療過一個IT行業的失眠病人，他說工作緊張，任務很重，自己定的目標很高，所以自己給自己的壓力也很大。結果就是三年來一直失眠，近來開始健忘，脫髮，精神也無法集中。像這種病人，屬於思慮過度，耗傷腎陰，心血、心神失養。

對於心神失養造成的失眠，可以用百麥安神飲來治療。

用百合三十克，淮小麥三十克，蓮子心十克，蓮子肉十五克，夜交藤十五克，大棗十克，甘草六克，用冷水浸泡半小時，加水至五百毫升，煮沸二十分鐘，濾汁，存入保溫瓶內，不分次數，作茶飲。如果平時老感覺喉嚨裡有痰，還可以往裡面加竹茹九克，生薑六克。

睡覺前浴足也非常有效。現在城市人腦力勞動多，每天都在辦公室裡面，精神高度緊張，這就是「上盛下虛」。當他工作時，他的血液、精力，高度集中，神經長期高度緊張狀態，但步入中年，腎中精氣減退，下邊就相對不足了。所以人容易出現頭脹、頸部緊張，比如說頸肩綜合症，現在就特別多，都影響睡眠。對於上盛下虛的失眠狀況，中醫的方法就是「上病下治」，當你浴足的時候，受溫度的影響，下邊的末梢血液循環肯定會加快，緩解了大腦的緊張壓力，大腦就容易入靜。

浴足的時候要注意「形神合一」，要專心，心裡想的都是浴足這件事，不要一邊浴足一邊看電視或者想事情。你的大腦已經緊張一天了，臨睡前這段時間要心靜神怡，不要深思多慮，以致神氣浮揚。浴足以微微汗出為度，所以水要保溫，可以不斷往洗腳盆裡添熱水。也可以用浴足器泡足，讓浴足器保持恆溫，一般泡半小時左右。

還有一個我們經常向病人推薦的方法，就是深呼吸。心腎不交的人，往往性子急躁，我也建議他深呼吸。深呼吸說起來容易，實際上做起來較難。中醫說：呼出心與肺，吸入肝與腎，說明呼吸運動，不獨在肺，是五臟六腑共同參與的，真正做到靜心把氣納入丹田，也是需要好好練習的。你要慢慢調，才能做到深呼吸。開始時要有意識地讓你的腹部一起一落，呼吸的時候要細、慢、深長（不要憋氣），一應自然，你會覺得這個氣是往下一直到小腹丹田穴，然後又從丹田出來。你吸氣的時候肚子就慢慢鼓起來了，呼氣的時候肚子慢慢就下去了。呼吸的時候要做到慢、細、長，要專心。直到你深呼吸時，達到不去人為地控制，腹部也能自然一起一落的狀態，你就入靜了，其實這就是靜功了。

用麥梅棗花飲治療濕熱中阻型失眠

我們看過一位失眠病人，男性，四十七歲，失眠好多年了，每天睡眠不到三小時，平時就靠服用安眠藥維持。體檢時發現血壓高、血脂高、血糖高、尿酸高，醫院給他開了一大堆西藥，他怕藥物副作用，希望用中藥調理。他說經常口乾口苦，有時候胸脘脹痛，足趾關節腫痛。我看他面色晦暗，舌體胖，舌苔黃膩，便問他大小便情況怎麼樣。他說經常便秘，大便黏滯不爽，小便發黃。我問他是不是經常喝酒。他說：「沒辦法啊，平時應酬多，不得不喝。」

他這個就是屬於濕熱中阻導致的失眠，我們給他開了點芳化濕濁、和胃降逆的藥，兩個月後隨訪，他很開心，說睡眠明顯改善，口乾口苦、腹脹便秘的症狀也基本消失了。但是春節後他又來了，頂著大大的黑眼圈，說春節的時候沒辦法，要應酬，熬了幾個通宵，失眠又發作了。

濕熱中阻的一個主要病因就是飲食不節，飲酒過量，或過食辛辣。酒精熱量高，能促進氣血運行，屬熱，所以酒本身就是一個濕熱的混合體，最容易導致濕熱內蘊。比如夏天空氣潮濕的時候，人體的感覺就是悶熱，讓人很不舒服。體內如果也是這樣濕與熱相互交阻，滯隔在中焦，擾亂心神，就會導致脾胃的升降功能失常，心神也受擾，於是就失眠了。

這類失眠，可以用下面這個茶飲方治療。小麥三十克，綠萼梅十二克，炒棗仁二十克，夜交藤十八克，茵陳十五克，葛花十二克，用冷水浸泡半小時，加水八百毫升，煮沸二十分鐘，濾汁，存入暖瓶或保溫杯內，不分次數，想喝水時當茶喝。

改善睡眠狀況的關鍵還在於生活習慣，核心就在於脾胃。所以《黃帝內經》中對於失眠的論述是「胃不和則臥不安」。脾胃不和，清陽無法上升，濕濁無法下降，氣機不暢，營衛不和，陰陽無法相交，就會導致失眠。所以平時飲食要注意少吃油膩肥甘的食品，飯吃八分飽，喝酒不要過量。

人應順從自然，顧養心神。所以中醫自古就有「人不得子午覺不能長壽」之說。夜晚陽氣入於陰，得到養護，當早上的第一縷陽光照射到人體時，陽氣精神百倍地從陰氣的懷抱中跳出，我們自然地睜開眼睛，神采煥發，精力充沛，迎接新的一天，這就是一個陰陽的輪迴。

養護脾胃三杯茶

蘇軾〈遊諸佛舍〉詩中有兩句非常著名：「何須魏帝一丸藥，且進盧仝七碗茶。」這句話什麼意思呢？意思是您想要身體健康，學魏文帝那樣煉靈丹，吃妙藥，還不如學盧仝多喝幾碗茶。喝茶是一種非常實用的養生手段，至於怎麼喝，也是大有學問。我們主張每人應結合自己的體質、生活情況選用不同品種茶葉飲用，我的喝茶方法就是每天必喝三杯，而且早中晚喝不同的茶，其中蘊含的就是調理脾胃的養生理念。

上午喝綠茶，益氣升陽，心神俱旺

「一天之計在於晨」，陽氣經過一個晚上的濡養，到了上午重新煥發活力，充實四肢百骸，讓身體和大腦做好了開始新一天學習和工作的準備。綠茶是一種不發酵茶，色潤香清，令人心曠神怡，屬於茶中之陽。綠茶的特性，較多地保留了鮮葉內的天然物質，維生素損失也較少，因此能幫助脾胃運化水穀精微輸布於周身，使主神明的心與元神之府的腦，得到滋養，進而從五臟的功能活動中具體體現出來，人才能保持上午的精力旺盛。正如《素問》所說「五味入口，藏於腸胃，味有所藏，以養五氣，氣和而生，津液相成，神乃自生」。說明飲食之物化生的氣血津液，是產生「神」的物質基礎，也就是人們經常說的「提神醒腦」作用。

下午喝烏龍茶，健脾消食，保持運化

午後陽氣漸弱，陰氣漸升，脾胃功能較上午有所減弱。中國的飲食文化是「早吃好，午吃飽，晚吃少」，因此中午的飲食中會有很多油膩的食物，容易滋膩礙胃，進而形成脾胃功能減弱。飲茶去肥消滯的功效自古就受人推崇，古人認為茶葉能夠消解脂肪，長期喝茶能讓人變瘦。烏龍茶屬於半發酵茶，茶中的主要成分單寧酸，經證實與脂肪的代謝有密切的關係，而且實驗結果也證明，烏龍茶能夠刺激胰臟脂肪分解酵素的活性，減少糖類和脂肪類食物的吸收，促進脂肪燃燒，降低血液中的膽固醇含量，尤其能夠減少腹部脂肪的堆積。下午時喝烏龍茶，能夠幫助脾胃消化，保持腐熟和運化功能的高效運轉。而脾胃健運是防病治病、養生長壽的必要條件。

晚上喝普洱茶，護胃養胃，安定心神

晚上陽氣收斂，入於陰中。在一天的勞作之後，人體的氣機下降，需要頤養脾胃，安養心神，為第二天的勞作養精蓄銳。中醫認為「胃不和則臥不安」，脾胃調和，心神才能安定。普洱茶（熟普）是經過人工速成發酵後再加工而成的，黏稠、甘滑、醇厚，進入腸胃後，能在胃的表層形成一層保護膜，對胃產生有益的保護作用。長期飲用普洱茶可以起到護胃、養胃的作用。在適宜的濃度下，飲用平和的普洱茶對腸胃不會產生刺激作用。熟普中的咖啡因經多年陳放發酵，作用減弱，所以喝後不會興奮，使人能夠安然入睡。而普洱茶又有補氣固精的作用，熱飲腸胃舒適，還可治療尿頻。

天有五行，人有五臟，茶也分五色。瞭解了茶性，就能根據天時、地域、人的體質來選擇適合自己的茶。例如脾陽虛的人著涼了，就可以喝點薑茶；女性脾氣比較急躁的，也可以喝點玫瑰花茶或者佛手花茶；有體熱的話，也可以喝點菊花茶。

茶味苦而回味甘，性淡而香醇，正是一種人生境界的反應。而茶葉對人體健康的益處，也並非只是補充人體所需的營養物質。喝茶時，要保持心胸開闊，緩緩享受品茗的樂趣，既品嘗出其醇厚之味，又能使人心曠神怡，開胃進食，茶的色、香、味、形都是對人的身體和心靈產生雙重滋養。

魯迅先生寫過一篇題為〈喝茶〉的雜文，其中寫道：「喝好茶，是要用蓋碗的，於是用蓋碗。果然，泡了之後，色清而味甘，微香而小苦，確是好茶葉。但這是須在靜坐無為的時候的，當我正寫著〈吃教〉的中途，拉來一喝，那好味道竟又不知不覺地滑過去，像喝著粗茶一樣。」喝茶是享受「清福」，魯迅先生這篇文章的本意是反對文人們悲秋賦愁，坐享清福。不過其中的「靜坐無為」確是寫出了喝茶心態的精髓。我們在工作或者苦讀之餘，不妨抽出一點時間，靜坐無為，滌蕩心神，悠然品茗。如果只是把茶當作解渴提神之用，一邊工作一邊喝茶，效果就差了三分。

喝茶還需精選茶具。飲不同的茶，最好用不同的茶具沖泡。綠茶宜用透明玻璃杯，應無色、無花、無蓋，或用白瓷、青瓷、青花瓷無蓋杯；烏龍茶最好用紫砂壺杯具，或白瓷壺杯具；普洱茶適合用紫砂、白瓷、蓋杯、蓋碗等。將茶湯倒入茶杯中，每次少量慢慢地飲茶。鑒色，聞香，品味，觀形，淡淡的茶味、茶香，可使人心曠神怡，上下氣機通暢，使人心神寧靜，思慮盡忘。這種心境，對健康是十分有益的。

{ 第三章 }

脾胃調養要順應四季冷熱

春天是陽氣開始復甦、萬物生機勃勃之際，所謂養生就要順其性而頤養人體生髮之陽氣，既要養「生」氣；夏天是長，萬物繁茂，所以要養「長」氣；而秋天是氣降而收，所以要養「收」氣；冬天萬物內潛深藏，所以要養「藏」氣。

一種文化的核心就是時間觀念。西方的時間觀念是線行性的，所以強調進步；印度的時間觀念是周行性的，所以強調輪迴；而中國古代的時間觀念是螺旋式上升的，樹木的年輪最形象地反應了這種螺旋式上升的時間觀念。

春夏時，萬物復甦，草木生長；秋冬時，草木凋零，萬物潛藏。樹木的生長有一個周期性的規律，春夏生長速度快，材質疏鬆；秋冬生長速度慢，材質緻密，這樣就形成了一個生長輪。通過這樣周而復始的生命活動，樹木逐漸變粗變高，這就是螺旋式上升。

樹木的這種生長方式，緊密地契合了自然界陰陽消長的規律，也是它們茁壯生長的最佳方式。所以相同重量和長度的樹木，有年輪的就比在恆溫、恆照條件下長成而沒有年輪的樹木更為堅韌。

那麼人的生長是否也有年輪呢？其實人的生理活動也有日周期、月周期和年周期。例如小孩子長身體，一天來說，是晚上睡覺的時候長得最快；一年來說，是春夏之交的時候長得最快。所以我們也要根據時節而選擇適當的身體調理方案。

春季萬物生發，疏肝解鬱，兼養脾胃

春天是一個生發的季節，陽氣逐漸增加，向外發散，樹木開始加速生長，動物開始外出活動。萬物向榮，空氣清新，是踏青春遊的好時節。這個時候人體臟腑的活動也開始活躍，人的衣食住行以及精神情志在這個季節也要以「生發」為準則。我們應穿得寬鬆一點，適當增加運動量，活動肢體，以順應陽氣的生長。

五臟六腑在不同的季節工作強度不一樣，形成一種張弛有度的輪休制度。我們的飲食起居也要根據四時調整，以配合當值臟腑的工作。春天肝臟當值，肝主升發，喜條達舒暢，惡抑鬱，因此這個時節想養生就需要保持一種舒暢曠達的心情，促進肝的疏泄條達。現在很多人無論工作還是休息，都一直坐在室內，不知道如何順應四季氣候的特點來調節我們的精神情志，春天如果違反了肝的好惡，就容易患上抑鬱症。春日融和，即使沒時間外出，也要經常眺望空闊寬敞或翠綠花草之處，以賞心悅目，使心胸豁達，心情舒暢。

春天陽氣從冬寒的懷抱中偷偷露出觸角，尚為柔弱，氣溫冷熱交替，很不穩定。三寒四溫，變化劇烈，隨著氣溫的回升，細菌、病毒也開始繁殖，加之風捲塵埃，所以極易感冒，是溫熱病邪的高發時節，嬰幼兒及正在長身體的兒童還很脆弱，尤其需要小心呵護。晴天的時候，孩子應多在陽光下活動，促進皮膚內維生素D的合成，有助於骨骼的生長。

飲食方面，可以吃點春筍、豆芽、香椿、春韭、蘇葉、蔥、生薑、胡蘿蔔、菠菜、芹菜等有助於陽氣生發的食品。

如果是長期肝鬱、情緒低落、容易心情煩躁、習慣嘆氣的人，春季也是最合適養肝解鬱的時節。我們可以用決明子十克，菊花、桑葉各五克，適量冰糖調味，做為茶飲。還有一方五花開鬱茶，用玫瑰花、芍藥花、素馨花、百合花、佛手花各三克泡茶，對肝鬱不解，憂鬱成疾的患者頗有奇效。

夏日食薑，護胃養氣，天地氣交，上下循環

我們仰望天空時會發現，一年四季天空的高度是不一樣的。秋天天空最高，夏天天空最低。夏日天暑下迫，地熱上騰，水分迅速蒸發成氣體而上升，然後受冷又化為雨水降落下來。天地之間的空氣、水濕上下對流，交通融合就增加了，所以叫「天地氣交」。人體也是如此，臟腑之間存在著上下對流、交通互表的升降出入關係。夏天陽光充足，氣溫很高，是人體新陳代謝最旺盛的季節。

但是現在反季節病很多，季節性的疾病譜發生了很大的變化。本來感冒是冬、春季的常見病，現在反倒成了夏季的常見病，這是因為現在有很多反季節的電器，如空調、冰箱等，使我們一年四季都處在恆溫條件下，這並不符合正常的生理需求，對於身體健康產生了不利的影響。不同季節的氣溫、濕度的變化都會直接影響我們內臟的各個器官、組織的生理及病理變化。

中醫強調順應自然，強調人與自然的統一性，提倡順應四時的陰陽變化，如春

暖，夏暑，秋涼，冬寒。在夏天的時候，氣血流行，多趨向於體表，所以稍稍出點汗，讓陽氣向外發散；冬天的時候，氣血趨向於裡，而體表血管收縮，血流量減少，因此易感到手足及體表怕冷，所以冬季養生也須順其勢，讓陽氣向內收斂。

如今夏季很多人在外面出了一身汗，毛孔開放，然後進入室內直接吹冷風，風寒邪氣容易入侵，而後毛孔瞬間關閉，邪氣與正氣相爭，引起感冒發燒。久而久之會使我們的體表皮膚及黏膜的保衛功能下降，人體適應外界自然氣候變化的能力也隨之下降。用中醫的理論講，肺主皮毛，是人體的第一道防線，也就是肺的護衛功能下降，或者說，外界的邪氣容易侵犯肺，所以稍有氣候變化即會打噴嚏、流鼻水、咳嗽等，誘發過敏性鼻炎、哮喘、寒冷性蕁麻疹等過敏性疾患。

《黃帝內經》中說「春夏養陽」也是同樣的道理。說到這裡，人們可能就疑惑了，春夏氣溫高，陽氣偏盛，為什麼我們還要養陽氣呢？因為春夏的時候，我們人體的陽氣外泄，形成了一種陽氣外盛而內虛的狀態。陽氣內虛，所以春夏的時候容易著涼感冒。現在很多病人夏天時來找我，說自己中暑了，頭暈，拉肚子。其實絕大多數並不是中暑，而是受涼了。他們感到奇怪：「現在天氣這麼熱，怎麼會著涼呢？」

其實就是因為陽氣內虛。我們的身體在夏天為了調節體溫，保持自然界和人體的平衡，要時常排汗，使汗孔處於開放狀態。故而調節適應能力下降，這個時候如果突然遇到外界強烈的冷氣刺激——空調一吹就容易著涼。所以即使在夏天，晚上睡覺也要用輕薄的毛巾被蓋上一點，特別是胃部。夏季體內陽氣外泄，內部陽氣虛弱，脾胃機能下降，稍有受涼，即會引起腹痛、腹瀉，而用被子蓋住胃部，這樣就不太容易著涼了。

還有就是夏天要少吃涼東西，少吃冷飲。如果嘴饞，最好也是飯後吃。如果空著肚子吃，對脾胃的運化功能就有影響了。吃完飯以後再吃冷飲，就不會直接傷害到脾胃。

夏天是吃生薑最好的季節，也是中醫「春夏養陽」的具體運用。我一直提倡吃薑，吃了四十多年了。薑能健脾胃，能促進消化液分泌，增進食欲，又可使腸的張力、節律和蠕動增加。說起我吃薑的習慣，源於小時候念私塾時最崇敬的先哲孔子的話。孔子是一個美食家，也是一個養生家。孔子說：「不撤薑食，不多食。」他離了薑不吃飯，但是每次又不吃多。孔子享年七十三歲，在春秋時代，「人生七十古來稀」，孔子可以說是非常長壽了。我當時就想，孔子那麼長壽，是不是和他「不撤薑食」的飲食習慣有關呢？我學醫以後發現，薑對身體確實有很多的好處。

怎麼吃薑也大有學問。這裡介紹一種薑的吃法。把生薑洗淨後切片，然後用醋和少量的鹽泡上，大概三天以後就可以吃了。每天早飯可以拿出來吃幾片。薑本身是一味中藥，有發散作用，可以避風寒、預防感冒、幫助消化。醋是活血的，能止痛。加上醋以後，還能防止薑太過辛辣，味道也更好。吃薑還要注意，一次吃二～三片就可以了，不要吃太多，因為薑性溫，吃太多就會導致胃熱。

吃薑還要注意天時。薑的特性是發散、生發，所以早上吃薑最好，讓沉睡了一個晚上的陽氣重新開始活躍，能讓您在接下來的工作和學習中精神煥發，充滿活力。一年四季中，則夏天吃薑最好，能夠很好地助長陽氣。而秋天則不適合吃薑，因為秋天是陽氣開始收斂的季節，所以諺語說「一年之內，秋不食薑；一日之內，夜不食薑」。不過也並非絕對如此，例如感冒初起的時候，就可以多吃點薑而不用管季節與時辰。另外要注意，心煩氣躁、身體消瘦、高血壓，或者經常口乾口苦、便秘如球的人應當少吃薑。

一通一潤，化解中暑

夏季氣候炎熱，陽光強烈，尤其是中午到下午三點這一段時間，是一天中最炎熱的時候，倘若此時外出容易引發中暑。嚴重中暑時，若不及時治療，很容易引發抽搐和死亡。

有一年夏天，一位年逾古稀的李姓老太太中午時冒暑回家，剛進家門，就突然暈倒在地，不省人事。我當時剛好從她家門前經過，她的家人連忙請我醫治。

李老太太已經被抬到屋內的床上，當時她的兩眼緊閉，面色蒼白，嘴唇乾燥缺水，神志不清，還乾嘔不止，時不時地從嘴裡吐出白沫來。她的身體發熱，但是出汗不多，四肢發冷。

我給她把脈，發現她的脈象跳動無力，跳兩三下又停留一下。李老太太的症狀都顯示應該立即送往醫院急救，但脈象又顯示她心氣不足，很可能有心陽暴脫的危險發生。我當時又沒有帶針灸，如果開處方，去取藥來回也會耽誤治療時間，老人家很可能等不到拿藥回來。

我用手指按壓她的人中、內關、太溪等穴位之後，才聽到她稍微地發出了呻吟聲。我記得清代名醫陸以湉所著《冷廬醫話》中有記載薑湯、童尿可以解暑，於是我以砂糖生薑一起煎水，少量但是不斷地給她灌服。幾分鐘之後，李老太太的肚子咕咕作響，腸中雷鳴，噁心嘔吐也馬上停止了，神志也恢復清醒，不過依然難以自述病情。

後來經過詳細問診，才知道她向來有心腦血管疾病，有暈眩病史，清晨氣悶外出，心情不暢，到現在還沒吃過飯，回來的時候因為感覺天氣炎熱，就買了冷飲吃，一路暑熱逼人，突然進食冷飲，就誘發了中暑昏厥。

這位病人年事已高，腹中空空蕩蕩的時候吃了冷飲，這樣就把暑熱閉鬱在了體內，耗傷氣陰，形成了內閉外脫的危候。所以說對於中暑，雖然是因為高溫導致，但是卻不宜直接使用寒涼的藥品，而要先用辛溫藥品，等到病人甦醒之後，再用清暑益氣藥治療。

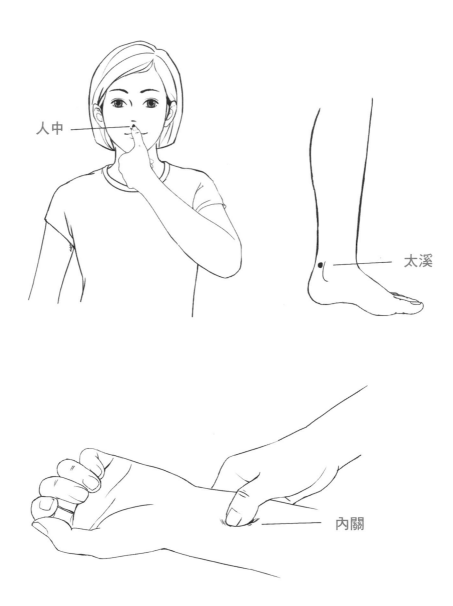

人中

太溪

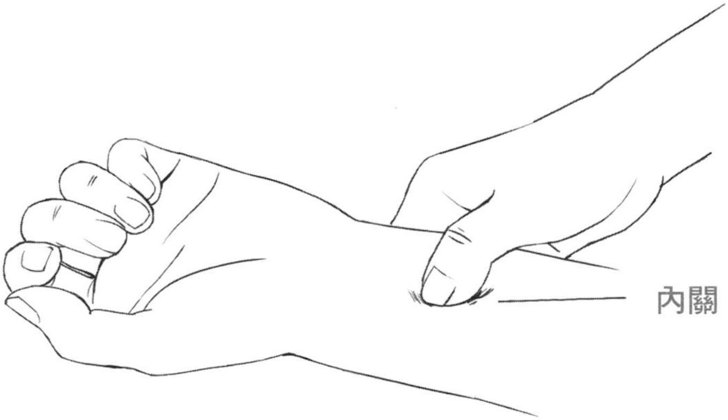
內關

方中生薑味辛性溫，具有通陽復脈，和中止嘔之能；白糖，甘潤緩急補虛，二者合用，一通一潤，共奏通陽復脈、緩急生津之功，可謂是偏方治急症。

秋天潤肺清燥，調養陰虛正好

秋季是一個收斂的季節，自然界的植物和農作物都成熟了，人們開始收割、儲藏，為過冬作準備。

因為春天是陽氣開始復甦、萬物生機勃勃之際，所謂養生就要順其性而頤養人體生發之陽氣，即要養「生」氣；夏天是長，萬物繁茂，所以要養「長」氣；而秋天是氣降而收，所以要養「收」氣；冬天萬物內潛深藏，所以要養「藏」氣。

夏季過後，暑氣消退，活躍的陽氣開始由盛轉衰，但是此時人們的食欲卻普遍恢復並增強，加上秋收時食物品種豐富，飲食過量也會使脾胃消化和運化功能減退，還會影響接下來的冬季健康，變生多種疾病。

秋天起居應該是早臥早起，增加睡眠的時間，減少加班過勞的時間。因為秋天屬於「陰氣長，陽氣衰」的季節，早睡就是為了幫助收斂陽氣。另外，腦血栓等缺血性疾病在春秋兩季發病率較高，而且多在長時間睡眠的後期發病，所以，秋季適當早起，可縮短或減少血栓形成的機會。

秋天是肺當值的季節。天高氣爽、風氣增多，一天之中晝夜溫差較大，也是容易感冒傷肺的季節，因此要保護好肺臟。俗話說「春捂秋凍」，「春捂」就是春天的時節驟寒驟熱，氣溫變化劇烈，所以不要突然脫去冬裝，適當地擋一下較好。秋季，氣候逐漸轉涼，但是夏天殘暑餘熱猶存，驟然穿上保暖的厚衣，容易使體內變生內熱，上火。「秋凍」就是適當地穿薄點兒的衣服，隨著氣溫的變化而逐漸加衣。這些都是我們日常生活中的經驗總結。

秋季的食品以甘潤為宜。因為秋天主燥，空氣中的濕度下降。普通人可能沒什麼感覺，但有些陰虛津液不足、體瘦水分少的人就會感到不舒服，如口唇、鼻子、咽喉、皮膚會感到乾燥難受。特別是乾燥綜合症的病人，才入秋沒幾天，馬上就敏感地感覺到秋天來了。

適合秋天的藥膳，這裡推薦一個鴨梨百合粥。

取鴨梨一百克，鮮百合二十克，粳米五十克，冰糖適量。將粳米淘洗乾淨，鴨梨洗淨、去皮、切丁，鮮百合摘瓣、洗淨。接下來將粳米用文火熬熟，加入鴨梨丁，煮爛，再放入冰糖、百合，煮沸即可。其粥色澤鮮亮，味道甘美，配合滋陰潤肺的百合，尤其適合秋季滋陰潤燥。市場上出售的秋梨膏也適合秋天潤燥食用，但是有糖尿病的人就不適宜了。

內服外熏，鼻炎根除

很多人都經歷過鼻子堵塞的痛苦。一不小心感冒了，咳嗽，鼻子還塞住了，本來習以為常的呼吸，這下變成了一個痛苦的負擔。有的人不但鼻塞，還流鼻涕，一天一包紙巾都不夠用，到了晚上睡覺更加難受，因為鼻子堵住了，只能張嘴呼吸，感覺氣都上不來。

這種情況一般人經過一個星期的自身調節就好了，但是患有鼻炎等鼻部疾患以及體質不好的人，就不那麼容易恢復了。

前陣子有位六十歲左右的婦女來看病，經常鼻塞，流濁涕，不能聞香臭，整個人精神狀態很差。護士和她說了好幾遍的事兒，都記不住，很糊塗。按理說她現在的年齡不應該記性這麼差，現在很多老年人都神采奕奕的，記事兒也相當清楚。知道這位婦女得了什麼病嗎？就是慢性鼻竇炎。這個病雖然算不上要人命的大病，但是病非常地痛苦。這位婦女就深受其害，十年來鼻子一直不舒服，嗅覺減弱，經常流豆腐渣狀的穢濁鼻涕，且伴有前額部頭痛。

鼻子是人體的呼吸門戶，這門兒半開半關的，清氣吸不進來，濁氣也排不出去。腦的元神之府得不到足夠的營養，加上鼻竇部炎症長期慢性刺激，就造成了上面易糊塗的症狀。這位婦女還曾去醫院做過穿刺，也吃過抗真菌藥治療，效果都不好。

治鼻竇炎，中醫和西醫的治療有很大差別。為什麼說很多人看了西醫後鼻竇炎的情況還是復發？因為西醫針對局部的病症，鼻子不舒服，就使用治療鼻竇炎的西藥，這些藥基本上是噴霧，噴兩下鼻子能馬上舒服，但為什麼鼻炎、鼻竇炎還是三天兩頭就犯呢？因為有些噴霧含荷爾蒙，荷爾蒙見效快，但副作用也很多，只能起到暫時緩解的作用。另外由於鼻竇部慢性炎症的存在，這些往往容易造成二次感染，加重病情形成惡性循環，就像中醫所說的「正虛之處，就是邪侵之所」。老百姓也說「黃鼠狼專吃病鴨子」。如此互為因果，鼻竇炎就難治癒了。

其實鼻子通不通暢和肺密切相關，人體代謝後產生的濁氣，要通過肺的宣發以通暢鼻竅，呼吸道才能保持潔淨、通暢。所以，中醫認為要想調治鼻炎、鼻竇炎必須要先宣肺，用宣達肺氣的輕清之品，疏風透熱，才能通暢鼻竅。這位婦女的脈象還很乏力，表明她氣血兩虛，脾胃是氣血生化之源，藥方裡就要宣肺的同時還要兼補脾胃，中醫有句話，叫「培土生金」，她平日一受風還容易起蕁麻疹，所以用藥中要稍加一些祛風的藥物。

處方主要藥物有：五爪龍三十克，西洋參八克，炒麥冬十克，玉竹十二克，炒蒼耳子六克，辛夷花五克，苦參八克，杷葉十二克，炒杏仁九克，炒薏苡仁三十克，桔梗十克，生白朮十二克，炒山藥十五克，炒穀麥芽三十克，當歸十二克，火麻仁十五克，炒枳實十二克，甘草六克，十四劑。

此外還有一個茶飲方：荷葉六克，牛子五克，辛夷花三克，雙花四克，白芷五克，代茶飲，十劑。此方扶正固本，辛香疏風通鼻，清熱解毒。

同時我還告訴她一個小辦法，用食醋熏蒸口鼻。將適量食醋倒進微波爐專用的平底碗內加熱，然後將熱氣騰騰的食醋對著口鼻進行熏治。幾分鐘後，就感覺鼻子通暢，輕鬆很多。朋友們可以經常使用這種方法，平時隨身用一個敞口小瓶帶一些食醋，使用時，將裝有食醋的小瓶子放在盛滿熱水的茶杯裡熱幾分鐘，然後就可以打開瓶蓋對著口鼻熏蒸。這個辦法雖然不能完全治好鼻竇炎，但可以有效緩解鼻竇炎的症狀，能減輕患者的痛苦。

兩個月後她來醫院複診，剛一進門就跟我說：「醫生，我的鼻炎好多了，而且，記性也好使了。」我見她整個人精神抖擻的樣子。她說用醋熏蒸的時候，鼻腔中的鼻涕很容易就流了出來，而且已經轉為清稀。這是病症轉好的現象，我按原方稍作加減，以宣肺補脾胃為治則，囑咐她繼續服藥，仍然要結合醋熏蒸治療。

後來她的鼻竇炎再也沒犯過，但我還是叮囑她要注意平日的保養，才能做到真正斷絕病根，這裡也要提醒朋友們注意。

止不住，停不了的咳嗽

大家應該還記得魯迅先生曾經寫過一篇文章〈藥〉，裡面形容小栓咳嗽時是這樣說的：「一陣咳嗽」、「一通咳嗽」、「按著胸膛，又是一陣咳嗽」、「拚命咳嗽」，通過這些咳嗽的字眼可以得知小栓的病在慢慢地加重。其實，不光可以通過咳嗽的程度知道病情，我們還可以根據咳嗽的聲音、痰咳出的難易程度、痰的顏色等，來分辨是什麼原因導致的。當然，引起咳嗽的原因很多，比如天氣、季節、年齡、自身的體質等。但是，當我們患上咳嗽的時候，我們該怎麼辨呢？下面我給大家看一些關於咳嗽的案例。

秋燥乾咳，滋養黏膜

我們人類生存在自然界中，自然界的溫度、濕度都會給人體帶來很大的影響，甚至成為導致疾病的因素，比如秋季，天高氣爽，給人神清氣爽的感覺，但是秋天也是個乾燥的季節，燥是秋季的本氣，《黃帝內經》對「燥」的概念認定為「燥為津少」，即濡潤滋養的水分（津液）減少。中醫認為鼻咽喉是肺的門戶，氣管是氣體的通道，肺泡是氣體交換之所，當外界燥烈風氣吸入呼吸道時會帶走大量水分，使鼻咽喉、支氣管黏膜變得乾燥，特別是本來就是陰虛、津液虛少體質之人或中年以後，隨著年齡的增長而身體中水分減少，每到這個季節都會感到眼睛、鼻子、咽喉、口腔乾燥發癢，稍有不慎則會引起支氣管發炎，咳嗽不止，纏綿難癒的病症，中醫把這些稱為「燥邪傷肺」。

我有一位患者朋友，七十二歲，是個退休老幹部，來我這裡的時候，咳嗽已經有半年的時間了，乾咳，咳嗽的聲音炸耳，最近兩個月越來越嚴重，經朋友介紹來到我這裡。整個人的精神狀態很差，瘦得厲害，說話的聲音嘶啞，一聽就是嗓子裡有東西，走上幾步就氣喘。據陪同家屬說，她吃飯不香，口乾，一會兒一喝水，喉嚨癢，夜裡睡不好覺，還經常低燒，咳嗽得厲害了，還會小便失控而遺尿，大便乾燥不易出。

這位患者，年紀大了，本身老年人的整個身體機能就虛，消化吸收不好，身體的體液也減少了。對肺部的濡養也減弱了，這就好比一棵樹，水分少了，營養跟不上去，樹幹能長粗嗎？樹葉能茂盛嗎？

所以在用藥方面，剛開始要養肺，清宣燥氣以達到潤肺、止咳目的。

用藥十五劑後，在四診的時候，一進門我就發現她的乾咳明顯大有好轉，說話聲音也大了很多，嗓子也不啞了，只是稍稍地有點兒氣喘，很容易看出，燥氣已經基本好轉。考慮到她高齡久咳肺氣亦傷，故改前方以補氣養肺為主，以達到潤肺止咳。

同時根據她的狀況，我向她推薦了幾種小方法，既方便又省力。在市場上買些蛤蚧，蜂蜜三十克，鮮蘿蔔適量，將蛤蚧焙乾研末，每次取蛤蚧粉六克，用蜂蜜、蘿蔔煎水沖服。也可以用百合（鮮良者）、枇杷（去核）、鮮藕（洗淨，切片）各三十克，將百合、枇杷和藕片合煮汁，調入適量白糖，若冰糖更好，代茶頻頻飲。柚子核也可以做為乾咳的食療材料。吃柚子的時候把柚核取出來，也可以在藥店買，只需二十多粒，加冰糖，水煎服，一日三次。

第六診的時候，她大半年的乾咳已經是完全好了，和先前對比像是換了一個人，硬是邀我去她家坐坐，嘗嘗她親手做的拿手菜。做為一個醫者，看到自己的病人健康，高興，日子過得舒心，這比什麼都重要。

寒氣傷肺，化痰止咳

咳嗽的原因不止一個，不同的原因就用不同的辦法來解決。冬季氣溫偏低，當寒冷的空氣通過呼吸道時，會帶走（消耗）大量的熱量，同時也會直接刺激呼吸道，造成呼吸道炎症的發生。特別是老年或平素熱量不足，經常手腳發涼、怕風怕冷之人，最易患病、咳嗽咯痰。

還有就是現在的小姑娘們，不懂得保暖身體，寒氣就會侵襲身體。

寒氣傷肺的咳嗽，有白痰，痰質清淡，比較容易咳出，這就要溫養肺氣。寒氣侵犯肺部，就會影響肺部的宣發肅降功能，導致肺氣上逆，於是就會有痰阻，咳喘的病症。

除了用藥外，教大家一個很簡單的方法，在家的時候可以用生薑十克，飴糖適量，將生薑洗淨，切絲，放入瓷杯內，用滾開水沖泡，加蓋溫浸十分鐘，再加入飴糖，代茶頻頻飲服，不拘時間和次數。

還有一個食療的小方法，就是把杏仁十克，生薑三片，白蘿蔔一百克，以水煎服，微微發汗以宣達肺氣，化痰止咳，也很管用。

另外，平時要多注意保暖，陽虛怕冷之人睡眠時，最好穿上襪子。不穿敞開領口的上衣睡覺。注意保護脖頸至肩關節部位。如果家裡是木質地板，應該穿上拖鞋。

如果咳嗽的聲音粗大，痰黏稠顏色發黃，痰不易咳出來，咳嗽的時候感到胸部疼，容易口渴嘴乾，治療方法則當清除肺熱，疏通肺氣，化痰止咳，就不適用上述方法。

冬季養腎補脾，來年身體健康

「春謂發陳，夏謂蕃秀，秋謂容平，冬謂閉藏」，這就是《黃帝內經》對一年四季身體生理活動的概括。

冬藏就是藏物質，冬天氣溫下降，整個大自然都開始進入一個收斂和物質貯藏階段。動物、植物開始進入冬眠，人的表現也是一樣。戶外運動減少了，出汗也少了，陽氣就內斂了。陽氣內斂的時候，就容易有內熱了。所以這個時候你可以吃些清潤的食品，比如說各種水果，或者像山藥、百合、藕這些都屬於清潤滋陰的食品。

中醫的進補，應該是符合自然規律的。冬季是一個斂陽藏精的季節，冬季進補就以補陰為主。

為什麼要補陰？因為陰就是物質基礎，它是化生陽氣和動力的來源。沒有這個物質基礎，那麼到了第二年，要想陽氣外散，增加活動量時，就缺少物質基礎。所以冬天的藏，是為了來年的生和發。所以江浙一帶，叫作「冬令進補，來年打虎」，說的就是冬季閉藏補陰，為來年陽氣的升發做好準備。

一年四季的陰陽消長，春夏兩季是發散的，秋冬是收斂的。春夏時，毛孔張開，陽氣趨向於皮膚體表。秋冬時毛孔閉合，陽氣收斂，就躲到身體裡面了，所以秋冬的時候，我們人體是外冷內熱。現在很多人在冬天的時候喜歡吃火鍋，還喜歡多放辣椒，喝酒以祛寒，時間一長，兩陽相加，房間裡又有暖氣，空氣又乾燥，又多緊閉窗戶以避風，就容易上火。所以中醫重視秋冬養陰，就很有道理。

冬季的時候可以多吃點養陰的食物，如核桃、黑芝麻、桑葚子等，以補腎陰。另外就是冬季推薦吃膏滋。一般是從冬至開始吃，一直吃到五九。男子以腎為先天，可以用一些滋陰的藥養陰分，比如像剛才說的黑芝麻。女子以血為先天，一生中都和經帶胎產緊密相連，所以她容易血虛，可以用核桃、黑芝麻、阿膠等做成膏滋。

浸泡

把按膏方配購的中藥飲片放入鍋內，加入適量清水，浸沒全部藥物，並高出藥面十公分左右，浸泡十二小時左右。最好在頭天晚上把藥物浸泡好，第二天煎煮。

煎汁

家庭可用不鏽鋼鍋或搪瓷鍋做煎藥鍋。煎藥時一定要掌握好火候，先用武火燒開，煮沸後改用文火，只要保持沸點即可。煎熬時間，以保持連續沸騰三小時為佳。在煎熬過程中，要不斷攪拌，防止焦底。煎好後，濾取藥液。再在藥渣中加入適量清水，再次煎煮取汁。如此反覆煎熬三次。最後一次，將藥渣倒入布袋擠出藥汁。這部分藥汁成分最好，不可丟棄。然後，將三次所得藥汁，用四層紗布過濾兩次，靜置至澄清，取用上面清液。

濃縮

將過濾後的藥汁，倒入砂鍋或不鏽鋼鍋內，再加熱煎熬。不要蓋鍋蓋，並不斷撇去液面上的泡沫，使膏液純淨，直至濃縮成薄粥似的濃汁，就可以加糖收膏了。

炒糖

膏滋藥中所用糖一般為砂糖、冰糖或蜂蜜，加糖量一般為藥量的四分之一，所用糖必須炒過，才能入膏。炒時須用小火，使糖逐漸烊化。烊化後的糖會結成不規則的疙瘩狀，持續不斷地翻炒，稍加些水，使疙瘩狀糖塊繼續烊化，直至呈黃褐色糖液時，趁熱用兩層紗布過濾。若糖的質量純淨，不過濾也可。過濾後的糖液仍倒入原來的炒糖鍋中加熱至沸，然後將清膏徐徐加入。

收膏

收膏時，切不可把清膏一下子全部倒入，應邊攪拌邊用扇子扇，直至清膏和糖全部和勻，再繼續邊鏟邊用文火煎熬。當藥液稠到一定程度時，膏滋藥即告製成。這樣煎成的膏滋藥，稱為素膏。若再加入一些阿膠、鹿角膠、鱉用膠等，即製成葷膏。此外，還可根據自己的喜好和體質需要，加入一些滋補食品，使膏滋藥味道更佳。

膏滋藥的儲存

存放膏滋藥，以搪瓷或陶瓷罐為宜，盛器用開水燙過、烘乾後方可使用。剛放入膏滋藥的盛器不可加蓋，以免水蒸氣滴入。待稍冷後，上覆消毒紗布過一夜，第二天再加蓋。如需要久藏，容器必須加蓋密封。若膏滋藥出現點點白花，這是受潮發霉所致，須重新回鍋加熱煎熬，並把容器洗淨，用開水燙泡後烘乾，才能繼續存放或服用。

膏滋藥的服用

服用膏滋藥，最好在清晨空腹時服用。此時腸胃空虛，吸收力強，且不受食物干擾，藥物易於發揮作用。一般每次服二～三湯匙，（湯匙用時一定擦乾）用開水沖服。藥後稍停片刻，隨後進早餐。服用膏滋藥期間，忌食蘿蔔、醬菜、濃茶，以免影響藥效。

重視腹瀉，脾腎雙調

導致拉肚子的原因很多，和天氣、季節、個人飲食習慣、自身的抗病能力都有關，不光老年人，年輕人和小孩也經常被拉肚子的問題困擾，當然不同體質的人、不同的年齡階段的人，症狀和治療方法也不一樣。

除了外在的因素，我們身體內在的臟腑器官的強弱也占據主導地位，內因是主要的，外因往往通過內因才能起作用，並且通常要有一定的條件。內因可根據臟腑受襲部位的不同，分為脾虛瀉泄和腎虛瀉泄，腎虛瀉泄也叫五更瀉。

食欲不振脾虛瀉的小偏方

說到拉肚子，我倒想起一個笑話來，說是古代有一位財主，摳門得很，吃飯都吃剩飯，結果是吃壞了肚子，一會兒去趟茅房，拉得快奄奄一息了，躺在床上，話都說不清楚，家人都圍在床前等他的遺言呢，一個個連大氣都不敢出，結果他憋足了氣大喊一聲：「早知道都拉了出來，中午就不該吃那塊紅燒肉啊！」當然世上沒有這樣的人，我只是想告訴大家平時飲食吃飯都要注意一點兒，善待自己的脾胃，時刻保持開朗的心情。

脾在五行當中，是屬土，脾主運化，以升為貴。而脾虛消化吸收功能下降，造成的腹瀉，多用健脾止瀉藥。但臨床上腹瀉日久，往往使用健脾止瀉藥卻不見效果，卻又要從腎而調。原來中醫認為，胃腸道的吸收功能以及肛門括約肌的作用與腎有關。中醫有「腎主二便，封藏之本」的理論，即腹瀉日久多會波及到腎，造成脾腎兩虛的證候。

我曾診過一個患者，姓雷，女性，三十四歲，大便不成形三年，一天兩、三次，稍吃點涼東西就腹瀉，平素腹脹、乏力，食欲不振，精神差，白帶多，西醫診斷腸胃神經功能紊亂，吃了許多西藥都沒有效果，身體非常瘦弱，經過問診，切脈，發現其脈細弱無力，舌體胖，苔膩，這是脾虛內濕的症狀。在治療上就要健脾祛濕，養胃氣。我給她開了藥方，服藥五劑，後再來時病情大有好轉，這次我除了根據她的病情再次開了藥，還建議她在用藥期間病情減緩的情況下，用蓮子肉、薏米、白扁豆、甘草、山藥、桔梗熬粥喝，用食療輔助治療。

除了用藥和飲食防治外，我還教她用艾灸的辦法，取穴神闕、足三里、公孫、關元，可以隔薑灸，也可以隔鹽灸，當然也可以用艾卷直接灸，現在一般的藥店都有艾條銷售，簡單方便。

像上述這位女士的情況，在我們的生活中很常見，如果有朋友出現和上述症狀類似的情況，可以按照我提供的小偏方和自我保健方法試用，不過灸時不要離穴位過近，以免造成灼傷。

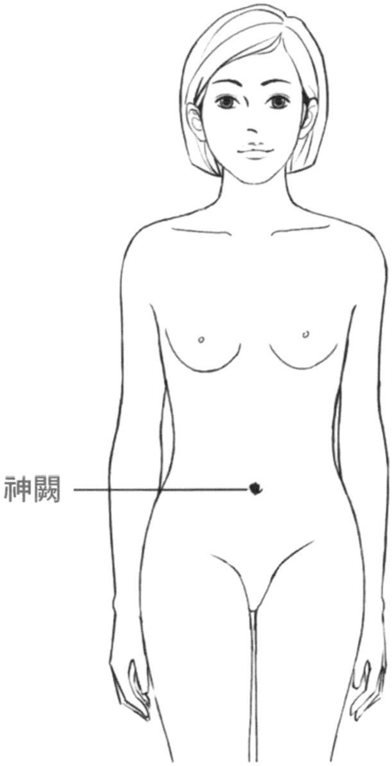
神闕

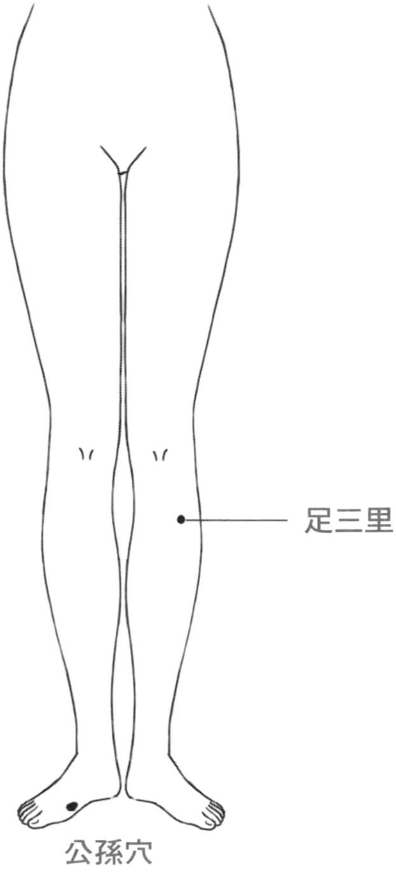
足三里
公孫穴

脾腎陽虛五更瀉的三種食療方

五更瀉，顧名思義，就是凌晨的時候開始拉肚子，別人都還在做美夢呢，你卻一會兒一趟地往廁所跑，覺也睡不好，弄得一天沒精神。早晨天剛亮或起床後，肚臍眼周圍疼痛，就想馬上去廁所，有時很急迫。大便夾雜未消化的食物，腰膝痠軟，怕冷，小便清長，甚則陽痿早泄，多見於中老年人，這是脾腎陽虛的表現。

在治療上要以健脾溫腎為主，除了用藥，適當的食療也可以收到滿意的效果。教大家一些小方法，首先是芡實百合粳米粥，取芡實、百合、粳米各五十克，加水適量，食用時可加少許食鹽調味。也可以熬點荔枝山藥蓮子粥，乾荔枝肉五十克，山藥、蓮子各十克，三者混合搗碎加水煎至爛熟後，加粳米五十克煮成稀粥，可在晚間配餐食用；還有一個更簡單的方法，就是醋浸生薑茶，取適量生薑，洗淨切成薄片，用米醋浸醃二十四小時，每次取三片，加適量紅糖，以沸水沖泡代茶飲。這些都是很簡單實用的，不需要大把大把地吃藥和打針。

除了飲食用藥我們還要當心著涼，平時注意腹部及下肢的保暖，晚上睡覺時，一定要用被子蓋好腹部。老年人最好穿上襪子以保暖足部，因下肢距離心臟遠，氣血不易到達溫養。小兒夏季應穿肚兜以保護臍腹，這樣脾胃就能運化如常。日常飲食要以清淡、易消化、少油膩為主，不要吃生冷、不潔的食物，不可暴食暴飲，看見好吃的就狠狠地吃，不好吃的就吃一點點。

夏天氣候炎熱，食涼拌菜時（要把菜洗淨，切碎），最好少加點生薑末或適量蒜泥調拌，則有利於脾胃強健，預防腹脹。如果不喜歡大蒜氣味重，怕跟人說話不方便，可以喝點茶水，就可以去除異味。還要注意加強鍛鍊，如經常去散步、慢跑、打太極拳等，以強腰壯腎、增強體質。

兒童腹瀉，山藥紅棗

小孩子的腑臟非常嬌弱，有些食物成人吃了沒事，小孩子吃了就會拉肚子，這也十分正常。但是如果孩子長時間拉肚子，或者經常拉肚子，就要考慮多種原因。

一九八二年八月，我接診過一個夏姓女嬰，才十一個月，已經拉肚子四十多天。開始的時候，孩子只是拉稀便，每天十幾次，也沒有其他的嘔吐或者發熱症狀。孩子的父母就抱著她到某兒童醫院診治。醫生一接診，首先就是檢驗大便，看到有金黃色葡萄球菌生長，就診斷為「中毒性腸炎」。才十一個月的孩子，又是吃藥又是打針的，結果病情卻越來越重。

我見到這孩子時，她眼眶凹陷，指紋青紫，已經屬於氣陰兩傷，有些脫水了。藥吃了，但是吸收功能差了，效果也不好。所以我讓她的父母先用生山藥研末，取十二克加適量溫水調勻，煮成糊狀，分六次讓孩子溫服。山藥含有較多營養成分，本身也容易消化，所以最適合補脾陰。我們有時也把山藥做為一道菜，山藥既能常吃，又能做藥用，藥性非常溫和。所以《本草正》說它藥氣和藥性都非常輕微緩慢，不能做為「君藥」來用，而只能做「臣藥」。為了加快痊癒，我又給這個小女嬰開了一劑茶飲方，用太子參六克加車前草九克，一起泡茶，分成六份，讓孩子在吃了山藥糊之後飲用。

第二天，這孩子的胃口首先好轉，拉肚子的次數開始減少。在家裡我用玩具逗弄她時，她已經能夠面帶笑容，眼睛注視玩具。此時孩子的脾臟的運化功能開始好轉，吃下去的食物，能夠消化吸收分解成「清」和「濁」，為了鞏固療效，我讓她的父母可以常用茯苓、炒白朮和紅棗微烤後泡茶給她喝。

孩子週歲後，她的父母還特意帶著她來看我，說已經痊癒了，現在孩子精神十足，面帶笑容，活潑伶俐。

孩子如果常拉肚子，原因很多，不僅僅只在腸道。不能單純在腸道發炎上糾纏，有一個源自中醫的成語「治標不治本」，說的就是這種情況。「標」指的是症狀，「本」指的是病因，比如一棵樹，如果樹葉枯黃，其病根往往不在枝葉上，而在樹根和樹幹上。如果只是芟剪樹枝，是治不好的。

女嬰兒患的病也是同樣的道理，大便中有細菌或者腸道發炎，其根本在於濕邪與脾虛。俗話說：兵來將擋水來土掩；而脾虛就像水土保持不好，濕盛就有如暴雨成洪。小孩子經常拉肚子，濕滯是因，脾虛為本，治療起來，也要從根本入手。

那麼如何判斷孩子是否脾虛濕滯呢？有一個非常顯著的特徵：脾虛濕滯的人，晚上睡覺時常流口水，舌頭上會有齒痕。舌上有薄白微膩苔，口黏，口乾，不想喝水，經常拉肚子，甚至口苦。

對於幼兒脾虛濕滯的治療，除了上述的山藥糊和太子參茶飲外，也可用品質上等的紅棗一百枚，每顆紅棗去核後填入生山藥零點三克，外包裹白麵，烘焙成小餅，每天用茶飲服食一～二枚紅棗。

很多疾病老是治不好，或者好了沒多久又反覆發作，主要原因就在於沒有找對病根，沒有從根本上施治，結果自然是勞而無功了。

{ 第四章 }

現代人的濕病是百病之首

人體經過幾千年的遺傳和進化，形成了一定的規律，用來適應環境。四季冷熱變化、晝夜日月交替都是外部環境重要的變化規律，從而產生了風、寒、暑、濕、火、熱等外部環境狀態，人體為了適應這些環境追求內部的平衡，就會適當調整內部臟腑系統的工作狀態。

中醫所說的「六淫」包含風、寒、暑、濕、燥、火六種，又各分內外，用以研究人體病源中。其中風、寒、暑、燥、火比較受到大家的重視，也是我們自身比較容易感受到的。而現代人的病源，以濕邪最容易受到人們的忽視，也尤其需要引起重視。為什麼這麼說呢？

人體經過幾千年的遺傳和進化，形成了一定的規律，用來適應外部環境的變化。四季冷熱變化、晝夜日月交替都是外部環境重要的變化規律，從而產生了風、寒、濕、燥、暑等外部環境狀態，人體為了適應這些環境保持內部的平衡，就會適當調整內部臟腑系統的工作狀態。

根據這樣的規律，我們的人體本來是適應四季冷熱變化和晝夜交替變化的，但是對於現代人來說，我們又擁有了各種外部手段去調節這些自然規律的變化了，比如夏天開空調，晚上喝咖啡熬夜，人體的臟腑系統本來的循環規律就這麼被打破了。幾千年來都是這樣運作和遺傳的，你說打破就打破，能不出問題嗎？

而問題最為集中的就是在濕邪這一處。脾胃主濕，管理著身體對濕的運化代謝，三餐不定傷了脾胃；疲勞熬夜又阻礙運化；猛吹空調又使得濕氣逼在體內，致使代謝紊亂。現代人對外部環境的逆向操作使得濕邪極為容易傷害我們的身體。

喝水都長肉，脾虛濕滯用苡仁冬瓜子

很多肥胖的人常抱怨說，我其實吃得很少，一直在減肥，主食都沒怎麼吃，但還是一直長肉，甚至自嘲說「我是喝水也長肉」。其實肥胖和喝水還真有關係，很多人的肥胖就是喝水喝出來的。

一個人的高矮肥瘦，當然有遺傳的因素，有些人的肥胖就是遺傳的。也有一部分是因為吃肉、吃冷飲吃出來的。現在很多人都說自己運動少所以肥胖，其實不僅僅是運動少的原因，更重要的還是飲水的方法，以及人體內水液代謝是否正常。

現代人工作緊張，喝水的時候往往喝涼水，一口氣喝一大杯。或者就乾脆喝冷飲，如冰啤酒、冰可樂，還有就是吃冰淇淋之類的甜品。喝了冰冷的東西以後，胃黏膜和血管馬上就收縮，您整個脾胃的運化功能就下降了。脾主運化水濕，是水液代謝的樞紐。脾是怎麼運化的呢？就是依靠脾陽的動力，把水分氣化。這就是中醫所說的「脾為陰土，得陽始運；胃為陽土，得陰自安」，陰陽互根，相輔相成的機理。冰冷的東西一下子倒進火熱的胃裡面，就是暴傷脾陽的做法，就像用一桶冰水直接把內燃機澆熄火一樣。一旦脾陽不足，氣虛不能運化水液，就會產生痰濁，全身的水液代謝速度就都變慢了。水喝進去得多，排出去得少，停留在體內，就肥胖起來了，但實際上是細胞間液的水分增加了。

脾虛濕困的人，肥胖也是虛胖，不是因為吃主食吃胖的，是因為飲水的方法不對。所以胖人應該少吃涼的東西，少用空調，喝水喝慢一點，就跟下毛毛雨一樣，一會下一點，那是最好的。如果暴飲過量，超過脾的運化代謝能力，就會造成水液在體內的貯留。只要你的水液代謝正常了，每天喝的水和每天排出的水能夠平衡，就不至於忽然發胖了。

濕是全身的水液代謝失衡，就像有些地方下暴雨成災，而人體內濕氣過重，則阻滯氣血運行，若濕滯肌膚，使之得不到滋養，手肘部位的皮膚就會乾燥、增厚、搔癢。這就是由於水分到不了該到的地方。通過服用疏風去濕、通經活絡的藥物，手肘部位的皮膚繼而變得滋潤了。

脾虛濕困的人口中黏膩，口乾不欲飲，小便較少，舌體胖，舌頭質淡苔膩。女性還可能伴有白帶增多的症狀，認為有炎症到醫院去檢查，使用消炎藥後病情仍反覆不癒。

像脾虛濕困導致的肥胖，最重要的就是要注意飲食。經常有人熬夜學習或者加班，晚上餓了怎麼辦？吃一包泡麵？這樣下去不必多說，就一個月，他體重就上去了。所以，睡覺之前不提倡吃這種含澱粉和糖類高的食品。如果真餓了，可以吃什麼呢？植物蛋白，如花生米之類的東西倒可以吃，少吃一點不會有問題。其他的食品我們建議吃玉米麵、小米、小豆這類東西，可以熬粥吃，都有健脾去濕的作用。

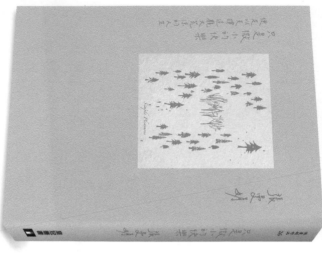

第二就是少用空調，或者把溫度調高一點。夏季我們的汗毛孔要開合呼吸，使熱量隨汗液往外散發達到降溫的目的。如果不讓它發汗，就不利於水液及代謝物的排泄。那麼水濕就會憋在裡頭，熱氣也憋在裡頭。所以最好是適應大自然冬冷夏熱的溫度，少用空調。就算要用，也要保持在一種「動則生汗」的溫度，也就是不活動的時候不感覺熱，活動的時候能微微有汗，起碼要這種溫度才能保持毛孔的開合。而很多胖人，越胖越怕熱，經常把空調溫度開得很低，這樣更容易導致內熱上火。我們曾遇到過一個人，他夏天要把空調開到十九度才能感覺舒服，不開空調，他馬上就喘不過氣來。

第三就是要適當運動。有人老說自己太忙，怎麼辦呢？其實您隨時都可以運動，比如回家或上班時可以爬爬樓梯，都是很好的運動。餐後三十分鐘尤其需要有少量的運動。患胃下垂的人，飯後宜休息二十～三十分鐘再適當活動。

另外，肥胖的人尤其要注意一定要找到自己肥胖的原因再減肥，絕不能亂減。上面提到的脾陽虛和脾氣虛導致脾胃運化水分功能虛弱造成的肥胖，就不能輕易去減肥。您一節食，脾虛的症狀馬上加重，身體就會患上其他的毛病。我們見過有些女孩，才二十多歲，一減肥，瘦是瘦了，出現早搏了。這不是等於減出病了嗎？

脾虛濕困的人，也可以吃苡仁冬瓜子粥，用薏苡仁十克，冬瓜子十五克，粳米五十克熬粥，當早飯或者晚飯吃。薏苡仁和冬瓜子都有健脾去濕的功效，對於脾虛濕滯引起的虛胖等都有很好的療效。

還有一種藥膳也可供選擇。用山藥十五克，蓮子肉五克，薏苡仁十克，粳米五十克一起熬粥。有小便不利、拉肚子症狀的，還可加入白茯苓粉十克，以增強健脾利濕的功效，煮熟後加食鹽、味精、胡椒粉適量。這個藥膳比較適合中、老年脾虛的人食用。

說說不節食，不使腹瀉的肥胖症治療

中醫是中華民族幾千年來流傳至今的精髓，是中國人民智慧的結晶。我一直有個願望，就是把中醫推廣到全世界，讓全世界的人們都瞭解到中國這種偉大的醫學文化，為世界人民服務。

我多次到歐、美、東南亞等十幾個國家和地區，參加學術交流和醫事活動。事實證明醫學是沒有國界的，只要中醫藥安全有效，也同樣會受到國外人士的歡迎。

二〇〇〇年的五月，我的一位洋徒孫在蘇連多的市政廳開辦了中華診療中心，並舉辦中醫專題講座，特邀我前去指導。我有一個習慣，每到一地講學或診病時，都要先瞭解當地氣候環境、風土人情、生活習俗、飲食結構、運動方式等方面，考證這些因素與當地常見病和多發病的關係。在瑞士期間，我就對一百例患者進行了病因學的調研，將當地的病種與中醫因地、因人、因時的「三因論治」理論有機地聯繫起來。

瑞士的人愛吃甜食，很多人都身患肥胖症。我的洋徒孫就有一位患肥胖症的朋友，他聽完我的講座後，跑來問我：「路老師，都說你們中醫神奇，那我這樣的肥胖症能減下來嗎？」我說：「中醫治療的方法多元，現代人肥胖的因由，中醫都能辨證論治，為每個不同的人專門制定不同的治療方案。」

這位瑞士朋友五十多歲，在保險公司工作，身高只有一百七十一公分，可是體重已經達到九十七公斤。為了減肥，他每天早晨不吃飯，僅喝一杯減肥飲料，中午和晚上控制飲食，吃得比較少。除此之外，每天還服用大量的維生素，他特別喜歡喝水，每天都要喝很多。因為身體負擔太大，平日很少運動。晚上睡覺很輕，特別容易醒，一醒後再難入睡，左腿大腿內側的肌肉還不時有抽搐的表徵。

他說在此之前已經節食五個多月了，但是體重卻絲毫未減。我看他肢體輕微腫脹，精神很差，顯得很困乏，讓他伸出舌頭看看，他一下就明白了，興奮地說：「這就是你們中醫裡的看舌頭嗎？」

我說：「這叫望診，你的舌體胖大，舌邊上有齒痕，可見你的脾胃不好。」

他驚訝極了：「怎麼看出來的呢？我吃東西胃口很好的，我的胃沒有問題。」

我說：「你的問題不只在胃，還有脾也不好。」

他有些不明白，我問他是不是平時愛拉肚子。他說：「是啊，平時愛拉肚子，但是就這樣體重也沒有減輕啊。」我笑了笑，告訴這位外國朋友，拉肚子拉的是水分，因為他體內有水濕滯留，所以平時愛拉稀。

他又緊接著問我什麼是水濕。我就告訴他，平時吃的東西都要進到胃裡，經小腸將營養物吸收，中醫把這一過程稱為脾的運化過程，而滋養其他臟器。胃將食物消化後，下降到腸道中去。

「你雖然能吃，但是你的消化功能不好，加上喝水太多，變成水濕滯留在體內，所以你才肥胖。」

他恍然大悟。我接著告訴他：「減肥不能靠拉肚子，拉肚子就是你身體有問題。所以我要治好你的拉肚子問題，然後幫助你減輕體重。」我針藥並用，採用平補平瀉的方法。

我讓他仰臥，在前正中線的肚臍上四寸的地方刺中脘穴。他的下腹部，前正中線，當臍中下三寸的地方是關元穴，這個穴位非常有用，不管你過胖或過瘦都能幫你調理平衡。這個穴屬任脈，然後在他的足陽明胃經以肚臍為原點橫平向左右二指寬的地方是天樞穴（左右兩穴），這個穴位在大腸部位，能夠止瀉調理腸胃。最後在他的小腿前外側，當外踝尖上八寸，條口穴外，距脛骨前緣二橫指（中指）的地方刺豐隆穴，這個穴位能健脾胃去濕濁，共五針。

針後置針二十分鐘，置針前他還挺害怕，說會流血。我們告訴他，這是中國五千年的針灸術，刺在人體的穴位，不會流血也不會疼。起針後他長舒一口氣，說整個身體都鬆活開來，非常舒服。我笑著問他：「疼嗎？」他搖搖頭，不好意思地說：「不疼不疼也沒流血，中醫真神奇！」我們跟他說，回家要按時吃藥，不要怕苦，這位瑞士朋友很幽默地補上一句中國諺語：「良藥苦口利於病」。我說光吃藥還不行，你還要調整飲食，少吃甜食，少喝咖啡，喝水要慢，喝快了會給脾胃造成負擔，平日也應該適當運動，比如散步這樣的有氧運動。

在連續治療兩個星期後，他腹瀉症狀消失，說晚上能夠安穩睡覺了，那天秤了體重，減了一公斤，腹圍也縮小了一公分。他樂道：「不拉肚子了，反而還能減肥。」中醫上講究深入治理，不會因為過胖就光是減肥，重要的還要從根本去調理身體。

我們後來又在原方的基礎上加了一味炒神曲，並繼續為他針刺了一個月左右，每天都能感覺到他精神的好轉，而且體重減輕了五公斤多，每天睡眠能達到八個小時以上。他每天一來門診，都要換上一身衣服，他很激動地跟我說，路醫生，你看，這是我原來的衣服，現在都能穿了。我聽我的洋徒孫說，他這位朋友自從成功減肥後，工作上也大有起色。我讓他每天繼續堅持散步等有氧運動，多接觸大自然，讓自己的身心都能保持最佳狀態。後來他帶了不少朋友來找我看病，一來就直舉大拇指，「中醫真是神奇！」

痘痘不消，從脾胃入手，用藥茶解決

走在大街上，經常能看見一些年輕姑娘小夥子，青春洋溢，動感十足，可臉上那一顆顆耀眼的痘痘卻使他（她）總感自慚不安。很多長痘的年輕人安慰自己說，等青春期過了就不會長痘了。其實痘痘並不只是「青春痘」，一些三十歲的人，甚至四十～五十歲的人也長痘，而且如果痘痘久治不癒，就會發展成嚴重的痤瘡。

四個月前治癒過一位有嚴重痤瘡的婦女。不過她並不是因為痤瘡來找我看病的，而是因為胃炎。她自述食欲不振、飯後小腹脹痛，胃泛酸已經八年。我看到一大片一大片醒目的紅痘痤瘡密密地爬滿了她的額頭和嘴周圍，就問她這個痤瘡是怎麼回事。她說得顏面痤瘡已經五年，開始是臉上長痘痘，後來越來越嚴重。一個年輕女子，臉上長滿痘痘，當然不甘心，各種化妝品、治痘藥膏都沒少用，但是痘痘還是越來越嚴重，後來就發展成痤瘡了。現在對於治療痤瘡不抱希望了。

其實她不知道，她的胃炎和痤瘡是有同一病機的：即濕熱蘊脾。她的其他症狀，如入睡難、急躁易怒、大便少而不暢，以及痛經、經前乳房刺痛、房事後腿軟無力等，也是濕熱蘊脾造成的。

濕熱蘊脾之後往往兼挾肝氣鬱結，肝和脾的關係，就像樹和泥土的關係，泥土如果正在接受桑拿浴，那麼肝這個樹木正常的疏泄功能也肯定會受到影響。

濕熱蘊脾是怎麼造成的呢？從內因上來說，先是脾胃陽氣虛，運化能力不足，水濕代謝不好鬱積體內，吃了辛辣肥膩的食品之後，有了燃料，熱量就轉變成濕熱了。自然界中的濕熱，如暑濕等外邪，與體內的濕熱同氣相求，則加重了症狀。

我給這位婦女開了十四劑疏肝解鬱、和胃降濁、清腑泄熱的藥方。叮囑她三餐要按時，飲食要清淡，避免辛辣刺激、油膩、過冷過熱的食物，早睡早起，保持心情愉快。

複診的時候，她欣喜若狂，多年的頑固痤瘡明顯好轉，而且心情也舒暢，面色潤澤了許多，睡眠改善，脘脹亦減，大便轉潤，每日一行。

脾為後天之本，氣血生化之源。人出生後，所有的生命活動都有賴於後天脾胃攝入的營養物質。胃主通降，食物入胃，經胃的腐熟後，必須下行進入小腸，才能進一步消化吸收，故胃以降為和；脾主升清，脾氣上升，水穀精微等營養物質才能輸送到全身發揮其營養功能，故脾氣以升為順。脾與胃居於中焦，是升降的樞紐，其升降影響著各臟腑的陰陽升降，脾胃濕熱，升降就無序，濕熱陽邪，毒熱發於面部。濕熱鬱久還會傷及陰液。

健康的人體內陰陽調和，陰陽太盛太虛都不行，體內的陰陽是互相抑制互相扶持的。而一旦陰傷了，對陽火的抑制就會減弱，陰虛生火，火性炎上，便從顏面部冒了出來。有的人頭天晚上剛吃了火鍋燒烤，第二天早上就冒痘痘，因為羊肉和很多火鍋調料都是燥熱發散之品。

有的人說，我不吃辣也不吃火鍋，怎麼還長痘痘？那是因為有的人本身體質就偏熱，偏熱體質的人脾胃容易淤積濕熱，這樣的話即使不吃辣燙食物也會上火。有的人說：「我頭天剛憋了一肚子氣，結果第二天臉上就開始冒痘痘，真是火上澆油！」其實痘痘都是順著他的「氣」長出來的。

有的女性容易在月經前後長痘是因為肝本藏血，月經前肝需要把儲藏的血液輸注出來，而月經後又要將血藏起來以備下次月經用，因此這段時間肝臟很容易疲勞，也就容易鬱結。肝鬱結了，就不能促進膽汁的分泌，而脾胃的運化又少不了膽汁的協助，這樣一來，脾胃運化失常，導致氣血不足，而肝氣有餘，氣有餘便是火，所以有些女生在月經期間往往臉色也不好。

所以根治痘痘一定要先調理好脾胃，疏理肝氣。《內經》裡說：「脾為倉廩之官。肝為將軍之官。」打個比方，脾胃就是看守糧倉的官，而肝是將軍，就會出現急躁易怒、情志不暢兼有脾胃不適的症狀。因此要調理脾胃，要兼顧疏理肝氣。

因為濕熱蘊脾、肝氣鬱結導致的痘痘和痤瘡，也可以吃三白煨雞。白果十五克去殼，入開水中燙一下，撕去膜皮，切去兩頭，用竹籤去心，再用開水泡去苦味。將白朮十五克、白果（乾）十五克、山藥（乾）十五克、巴戟天十克、茯苓十五克洗淨，用白紗布紮緊。砂鍋置中旺火上，加清水，加入雞肉塊五百克燉開，撇淨血沫，加入藥包、白果、蓮子肉十五克、白扁豆十五克、紹酒、蔥（切段），用溫綿紙封住砂鍋口或加蓋，移至小火上煨熟透，取出藥包，揀出蔥，加味精、精鹽調味即成。

長了痘痘或痤瘡的朋友們千萬別著急，越急肝火越旺，痘痘越好不了。平時注意飲食，保護脾胃。脾胃調理好，百病全都消。

孩子臟腑嬌，喝水學問大

有一次我孫女的朋友帶著孩子來家裡玩，孩子四歲多，活潑伶俐，非常逗人喜歡。一說讓表演就咿咿呀呀地給我們唱歌，家裡的孩子逗了她半天，後來吃飯的時候，孩子說什麼也不肯多吃，媽媽給餵了幾口飯，自己就跑一邊玩去了。她媽媽讓她喝點水，她也說不渴。我問她媽媽，孩子生下來的時候有多重，她說就六斤多，很瘦，所以一直擔心她的身體，結果現在也不好好吃飯。孩子一直挑食，平時也不喜歡喝水。確實，那次一天才喝了幾口水。

很多家長都在這個問題上著急，孩子特別挑食，水也不多喝。其實這是孩子體質的原因。例如有的小孩吃飯很正常，不多吃也不挑食，這類孩子基本喝水也沒問題。另外有的孩子特別能吃，平時活潑好動，玩起來吃飯喝水什麼都不顧了，但是家長一旦讓他們喝水的時候，他們就會喝。最後還有一種孩子平時飲食就不好，不愛吃飯，偏食挑食，這類孩子，家長追著讓他們喝水都不會多喝一口，要不就是只喝一口就走了，因為她的脾胃弱，運化不了，所以身體反饋給她大腦的信息就是「不渴」。

這個小孩就是最後一種情況，我跟她母親說，她的孩子天生脾胃弱，給她吃一點增加脾胃動力的藥，量不要多，如八寶丸、藿香正氣水就可以，還可以在吃飯的時候給她吃點生薑，生薑味辛，可以除濕開胃，增進食欲。還有一種辦法就是用生薑貼肚臍。

孩子母親照著我說的方法做了，後來我聽孫女說，那個小孩子吃飯乖了很多，也沒有那麼挑食了，喝水也比較正常了。

另外兩種孩子，雖然喝水沒問題，脾胃也比較好，不過家長一定要注意，量如果把握不好，就會弄巧成拙。上次有個家長帶小孩來找我看病，她自己帶個小水瓶，一個勁兒讓孩子多喝水。我看了趕緊跟她說，喝水不是越多越好，孩子一次不要喝太多，承不住，一次喝個三十毫升左右就差不多了，可以一天喝幾次。喝水過量，就會增加各臟器的負擔，互為影響，孩子本來健康的身體也喝出了病。

那究竟要如何喝水才健康呢？

喝水多少要根據四季，還有孩子的體質來看。夏季的時候出汗多，就要多給孩子補水，冬季的時候汗出得少，就要適當喝水，這就是四季養生。然後再看孩子，孩子的大便乾、小便黃，這類孩子體質熱，就要多喝水，如果說大便不乾，小便也不黃，就不用喝太多水。

教給各位家長一個健康喝水的規律，就是要養成孩子每天定時喝水的習慣。早晨起床後，讓孩子喝點溫開水，因為晚上孩子體內在不斷地進行著新陳代謝，起床後需要補充水，而且起床後喝水還能促進腸胃蠕動，增強食欲，對孩子吃好早餐能起到很好的作用。早餐和午餐之間有三個半小時，是孩子活動量最大、消耗體能最多的時間，這段時間要讓幼兒園小班的孩子定時喝水兩次，大中班的孩子定時喝水一次。午睡起床後要定時給孩子喝一次水，到吃晚餐前還要給孩子喝一次水。晚餐到睡覺之前有四個小時的時間，這段時間裡孩子們基本生活在家裡，他們的活動量也不少，父母們對此不容忽視，應讓孩子喝兩次水，但量不宜過多，根據兒童的年齡、體質還有季節不同而異。

孩子們的身體臟腑都很嬌弱，做父母的一定要多留心平日生活中的細節，這樣才能更好地讓孩子健康成長。

內服外用兩配方，孩子濕疹一掃光

小孩子應該都是活潑可愛的，但有的孩子臉腫腫的，還有片片潮紅或黃結痂，摸著像砂紙一樣，還冒黃水，甚至耳朵後面也全是，都裂開了，感覺耳朵都快要掉下來了。醫院裡經常會有家長抱著這樣的孩子來治病，其實這並不是大病，就是小兒濕疹，得這個病皮膚會十分搔癢，孩子還不會說話，就用小臉在家長身上一個勁兒蹭，有的孩子太小，小手還不會撓呢，就揮舞著小拳頭蹭，我和家長看著孩子都心疼極了，這麼小的孩子多遭罪啊！

患濕疹的孩子多是吃得不對，或者本身體質弱所導致。家長們要留心孩子的變化，因為病變剛開始只是皮膚潮紅，慢慢開始出現皮疹，然後就是皮膚發糙脫皮，這個時候，環境冷熱變化會刺激濕疹。

很多人把濕疹說成是過敏反應，中醫講的是風濕鬱積肌膚，鬱而化熱，因此主要是脾胃濕熱原因引起的。大家都知道小兒處在發育期，免疫力尚弱，一旦胃弱脾虛，時間久了就會向外熏蒸，發散在皮膚上。

有些小孩子，平時一吃飯就噁心，經常頭兩天拉稀後兩天大便結球乾燥。身上開始起一片片小紅斑疹，孩子癢，就伸手抓，抓破了會流出黃水。我們跟家長說，他的孩子體質不太好，他的脾胃運化，代謝得不好，水濕停滯，久之，水濕化熱成毒，就會散發在皮膚。

我建議這位家長用苦參清洗孩子的皮膚。苦參苦、寒，功能為清熱、燥濕，是濕疹的常用藥。單煎外洗有效，有去濕止癢的功效。因為孩子發疹的部位一般不大，多是四肢，用十克苦參就足夠了。先加一千毫升水放入十克苦參，煮完後擱在小盆

用苦參來清洗皮膚

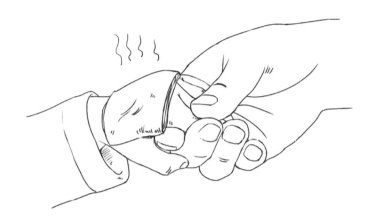

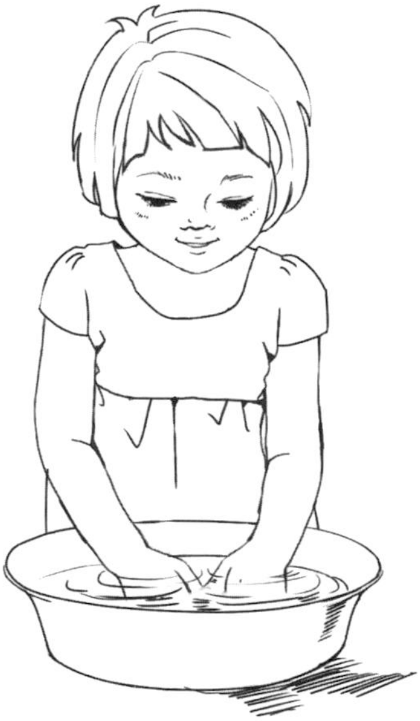

裡，先把孩子的手泡一泡，每次泡個二十分鐘左右，每天堅持泡。或用四～五層紗布沾濕每日外敷二～三次。但有的孩子發疹部位大，家長就得稍微加量，譬如買二十克苦參。煎好後將藥倒進乾淨的瓶子裡裝好，再放到冰箱中，用的時候按濕疹部位的大小倒入相應的水量，再兌點開水攪勻外塗就可以了。

同時，我還建議這個家長給孩子熬玉米粥，粥裡要放點薑末、陳皮。沒有陳皮放橘子皮也行。具體方法就是取薑末和陳皮三～五克，洗乾淨，放在溫水裡泡軟了，然後剁碎，等到粥熬好了再放進去。

這個家長特別心急，看著孩子受罪自己心裡也難受，她問我是不是用了藥喝了粥馬上就好。其實濕疹並不是一用藥就能馬上好，這個病需要先控制症狀，然後加後期調養。有些藥效果可迅速見效，但這種藥往往副作用也大，很容易傷到小孩子嬌嫩的皮膚和臟腑。

我們之所以選擇苦參就是因為苦參可以清除皮膚濕熱，還有很好的止癢和緩解作用，而且苦參不會傷害孩子的皮膚。

我跟這位家長說，孩子得了濕疹，不僅要靠醫生給孩子調養治病，父母也要在生活上多注意孩子。就像一個孩子因為氣虛體質而引起感冒，醫生開了藥，三五天後症狀就差不多好了，但是他的氣虛體質還在，氣虛體質不慢慢調理的話，還會經常復發的。因為孩子是飲食失調，損傷脾胃，加上孩子臟腑功能羸弱，水濕失運，蘊久化熱，外受風濕熱邪，內外相引，鬱於腠理，客於肌膚，發為濕疹，治療時就要健脾祛濕，飲食上不要過食辛辣、甜食。以免體內生濕，孩子如果是稟賦不足，家長要讓孩子多鍛鍊，增強體質，也就是中醫講的增強了「正氣」，也就不容易感冒了。

兩週後，這位家長抱著孩子來到醫院，孩子身上的濕疹已經消散得差不多了，只剩一點點痕跡。

其實小孩子得濕疹不止這一種情況，上面說的例子是由氣虛體質引起的濕疹，還有一種情況是某種食物過敏引起的，所以孩子要是得了濕疹，家長還是應該先去醫院檢查，千萬不能隨便套用方法。假如是對某一食物過敏的濕疹情況，用苦參洗能去除皮膚表面的濕疹，但是玉米粥就起不了太大作用。家長多留意孩子平日的生活，才能真正除去孩子的病根，不生病，身體好，孩子才能茁壯成長。

{ 第五章 }

常見問題
結合脾胃療法

感冒是小病，但是很多醫學大家也稱之為「至難治之疾，生死之所繫」，主要是因為感冒是多種急性感染性疾病早期的共通階段，如果治療不當，常會引發其他疾病，如氣管炎、肺炎、哮喘、急性腎炎、急性風濕熱等，因此又有「感冒為萬病之源」之說。

中老年人的最大困擾——便秘

進入中年，步入高齡後也沒什麼其他奢望，只求有個好身體，讓自己舒心，子女安心。身體好其實也就三件事：吃喝香甜，睡眠安穩，拉撒暢快。不過很多老人也經常嘆息：「人老了，沒力氣，大小便不暢快。」就連老當益壯的廉頗，也有大便難的問題。廉頗老了，趙王想看看廉頗還能不能勝任將軍之職，就派使者去看他。廉頗當著使者的面吃了一斗米、十斤肉。但是使者回去向趙王報告說：「廉將軍雖老，尚善飯，然與臣坐，頃之三遺矢矣。」什麼意思呢？說的就是廉頗老了，飯量還可以，但一會兒工夫就去了三次廁所。老年人臟腑功能開始衰退，腸蠕動的能力下降，大便也就成了一個大問題。所以老年人便秘，以虛證居多，其中又可以分為氣血虛便秘、陰虛便秘、陽虛便秘、脾胃虛便秘和腎虛便秘，我們可以根據不同的情況自我調理。

自配洋參麻蘇丸，氣血虛便秘不再煩

有時候老年人說，我大便難，費力。可他的大便是軟的，一點兒都不硬，但是蹲在那就不下來，這就是他本身氣虛，導致腸蠕動的能力差了。這樣的老人，往往還帶有心慌氣短、頭暈、身體無力這樣的症狀，對於這樣的便秘，吃洋參火麻蘇丸，能很好地改善症狀。以西洋參八十克，火麻仁一百克，炒蘇子八十克，研成細粉。用粳米二百克煮漿，以粳米漿液調和細粉，然後製成綠豆大小的丸狀。每天二次，下午三～四點及晚間睡前各服三克，溫開水送服。西洋參補虛弱不足之氣；火麻仁可以用來潤腸通便，起到潤滑作用；炒蘇子本來常用來降氣化痰、治療咳喘。這裡為什麼用它？因為中醫說：「肺與大腸相表裡」，就是說肺與大腸在生理和病理上密切相關，因此蘇子也有降氣、促進大腸蠕動的作用。

治療老年人便秘應該增加腸胃的動力，撫摩能幫助腸胃蠕動。每天起床後和睡覺前，躺在床上，兩手重疊放在腹部，先順時針揉三十二圈，再逆時針揉三十二圈。要特

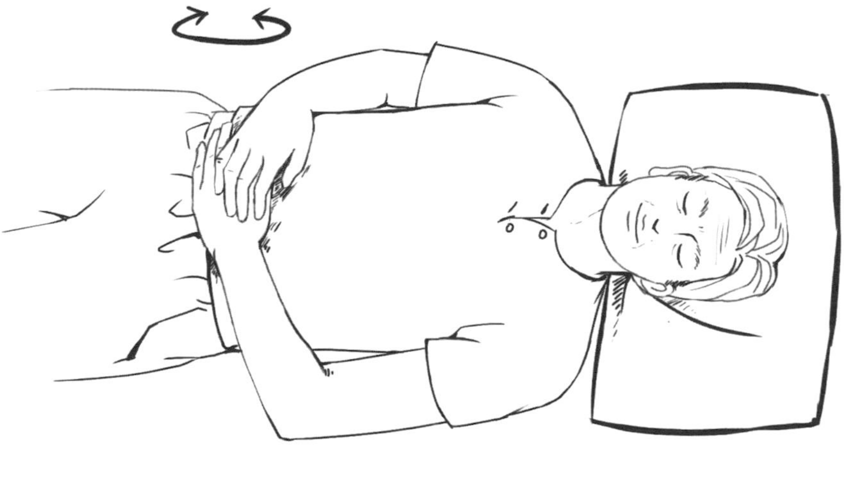

別強調一點，摩腹的時候一定要專心，一定要一心想著這件事。摩腹的方向和你的意識要一致。為什麼要這樣呢？因為當你的心神與身體一致的時候，身體的氣機、血流會受到意識的影響集中到這個位置，使局部血流和腸蠕動改善。因此要求形神一致，效果才會明顯。

還有一點就是餐後半小時以後要散步。這裡也要強調一點，老年人的散步，不要走得太快。我們的小花園裡，我經常看到散步的人走得像趕集似的，這樣就不是散步了。散步要求的是以輕鬆為目的，就是要「鬆」，要「散」，才是散步。走路不一定要快，時間卻可以長一點，對腸子的蠕動很有好處。走路時最主要的是心情的放鬆，心無雜念，方是長壽之秘訣。還有就是有的人散步，一直在想事情，這樣散步還不如不散，走路的時候，要多看看周圍那鬱鬱蔥蔥的樹叢。如果能將周圍的一切，萬事萬物都看得栩栩如生，生機盎然，說明心境達到了一定的境界。

簡單的山谷麥芽茶調理脾虛食積型便秘

老年人脾胃功能開始衰退，所以飲食一定要有節制。《黃帝內經》中說：「飲食自倍，腸胃乃傷。」就是指飲食過量會傷害脾胃。辛辣的食物和油膩的食物，尤其如此。油膩的食物難以消化，吃得多了，就會壅積在腸胃裡，損傷脾胃，導致便秘。

這裡要提醒老年病人，千萬不要輕易地使用瀉下通便藥。我治療過一個老人，早餐因為吃了三小片油炸饅頭而便秘。他先是服用了果導片，沒效果後又服用了枳實導滯丸，結果拉肚子止都止不住，差點病得起不來，所以一定要引以為戒。

這一類的便秘，首先是平時就要注意飲食，不要吃過多不易消化的食物，如油炸焦脆或黏膩的東西以及乾燥的乾果品。飲食要八分飽，因為老人的消化能力下降，腸蠕動的力量及頻率都減弱了。因此，這類便秘的人，平時可以服用山谷麥芽茶以助消化。用山楂、麥芽、穀芽各三十克以微火炒到微香微黃，每次取五克，用攝氏九十度左右的熱水泡茶飲，或可酌量放入平時喜歡的茶中同飲。再有可以根據日常吃的食品治療。如果是平時喜食麵食，如吃年糕之類的穀物食品，可以多用點麥芽和穀芽；如果是喜食肉類食品者，可以多放點山楂。如果便秘而排便艱難者，可以用枳實檳榔茶。即用枳實三十克炒至微香微黃，檳榔三十克炒至微焦，每次五克代茶飲，飲法同上。如果再重的話，可以在此基礎上稍稍加入少許番瀉葉。

這裡特別注意的是，老年人便秘及術後，體虛多病的人服用瀉藥時，不可過猛，恐便出後腹痛、腹瀉不止。用量當逐漸遞增，找到適合自己用量的程度為宜。

只用兩味藥，治療濕秘最有效

還有一類病人，他自己有時候也分不清楚是拉稀還是便秘。糞便是糊狀的，但是就是拉不乾淨。這就是濕熱穢濁鬱積大腸造成的便秘。

這種便秘的特點是大便偏軟，但多黏穢。所謂的黏，是說大便細而軟，排之不爽，總有排便難和殘便感，而且沾便池、不容易沖走。所謂的穢，是說便的氣味大。有時肛門有灼熱感，這就是大腸濕熱的特點。這樣大便就會變得黏膩，像膠水一樣，雖然稀，但是也很難排出，中醫叫作「濕秘」。

濕秘是怎麼造成的呢？首先這類人往往嗜好咖啡、奶酪、蔥、薑等辛辣厚味、刺激和甘甜油膩的食品，致使身材偏胖，平時會感覺口黏、口乾，但是又不想喝水，有時候肚子悶脹，口臭氣味大，容易起口瘡。再有一個很大的原因就是飲水不注意，例如每天喝過量的濃茶，或者經常喝酒等。

我們治過一個王姓婦女，初診的時候對這位病人的診斷不夠準確。她自述說患便秘已經五年，某醫院診為功能性巨結腸症，要做手術，家屬不同意。長期服用雙醋酚酊，開始一～二片有效，後增至二十四片亦難通便。根據她的自述，我診斷為氣血虛便秘，以益氣培中、養血潤腸為治療大法。雖然改善了她其他的一些症狀，但是便秘的主症卻沒有得到改善。

複診時，我仔細詢問了她的生活習慣，以往的疾病史，再根據她服藥後的症狀，才確診為濕秘。用宣清導濁湯加減治療半月後，五年的沉屙霍然而癒，避免了手術的痛苦。

所以說，對於便秘，也一定要找到病源，才能標本兼治。現在很多人便秘就用通便藥，而通便藥多數都有泄下作用，大都含有大黃的成分，只不過不同的藥品裡面分量有所不同而已。但是經常用這類藥刺激大腸的話，大腸的反應力就會下降。所以慢慢地腸子的蠕動就慢了，更容易便秘。治療這類便秘更需要耐心，不能急於求成。

患有濕秘的病人，一方面要去濕，一方面要通便。不能急下，要一點一點緩緩地通便，像剝洋蔥頭一樣，一層一層慢慢剝，才能將大腸中的黏膩穢濁之物清理乾淨。治療濕秘可以用茵陳大黃湯，其實就兩味藥，茵陳二十克、大黃八克。煎煮時，時間不宜過長。先煮茵陳十分鐘，其後再下大黃，煮上五～八分鐘即可。每日二次，午後三～四點之間服用六十毫升，晚間臨睡時再服用八十～一百毫升，可以連續服用數日，以大便不黏，沒有特別的氣味為度。

巧用何首烏解決腎虛便秘的困擾

腎在五行中屬水，也是人體一切水液的源頭。如果腎陰虛陽不足、精血虧虛、生命活力差就會導致精血枯涸，腸道乾燥，排便無力，大便也就秘結了。

這類病人，往往體虛乏力、形體消瘦，有的人還會經常感覺心情煩躁，晚上潮熱盜汗，精神萎靡，排便時總覺得排便氣力不足而費力。

治療的方法，可以用黑芝麻十五克搗碎，加蜂蜜適量攪拌，然後用開水沖服。蜂蜜有補脾益氣、潤腸通便的功效，也可以單獨沖服。不過蜂蜜對於上面提到的濕秘是無效的。黑芝麻能滋陰補腎，也有潤腸的功效，兩者合用，對於乾燥便秘都有很好的療效。

還有一個方法就是用草決明十五克打碎，開水沖泡作茶飲。既能清肝降火，又能益腎明目。草決明含油脂，能潤腸通便，也可以用於高血壓以及習慣性便秘。

再有就是可以吃點生首烏，怎麼吃呢？可以把生首烏打成粉末，每日吞服二～三次，每次二～三克。也可以取生首烏二十克煎服，或者煲湯。生首烏能除油膩，和肉類一起煲湯，能使湯的味道更鮮美。

對於老年人便秘，最好未病先防，防重於治。平時可以多運動，如打太極拳、八段錦等，都能整體提高身體機能。另外就是保持心情舒暢，少吃辛辣刺激性食品，多吃粗食蔬菜，飯後吃點水果，養成按時蹲廁的習慣，保持每天一～二次大便的頻率，只要持之以恆，自能收到成效，達到益壽延年的目的。

孕婦產後血虛，注意食療保養

一九六三年，我隨衛生部長到陝西省永壽縣宣傳政府的中醫政策。那時鄉下經濟落後，條件很差，鄉親們都沒有衛生意識，平時很少洗澡，也沒有專門修建的廁所，一般大便時就跑到山坡土埂的後邊解決。每次下雨的時候，一些污穢物就隨著雨水流進儲水窖裡，鄉親們就這樣取來再飲用，非常不衛生。

我發現當地有位非常不錯的老中醫，名叫王殿卿，當年他七十多歲。他原先在當地衛生室當醫生，也培養了幾名學生。但是學生們學成之後卻找藉口趕走了老師。這種「教會徒弟，餓死師傅」的事情，在舊社會經常發生，當時鄉村醫生從醫的途徑有限，老師和學生容易形成直接的競爭關係。結果就是很多老師往往「留一手」，這也是導致很多中醫技術失傳的重要原因。在新社會再發生這樣的事情，就有悖於政府的中醫政策了。

我想改變這種情況，當時也正好碰到了一個典型病例。事情是這樣的，我們下鄉後不久，一位老太太來到我們的駐地，說她的兒媳婦用舊法接生（在地上放草灰，讓產婦跪在上面分娩），順利產下了一個男孩。但是產後一直發燒十多天，當地衛生所的醫生診斷為產褥熱，用抗生素等治療後，上午燒退了，但是到了中午十二點鐘的時候，體溫又會升到四十度的高溫，已經連續三天了。他們一家都愁得團團轉，聽人說上級衛生部門的領導來到他們村，就跑來「請先生」。徐部長知道後，就找到我說：「老路啊，我們是衛生部來的，人家來請我們去看病，其他人都不懂中醫，只有你最適合。你去看看吧，如果在我們的眼皮底下死了人，那可不好啊！」

我接到這個任務，立刻與工作組管婦幼工作的黃處長一同去了。剛來到病人家的門口，就看見這家的人正在為患者「送五鬼神」，在裝滿水的碗上擺上五根筷子，幾個婦女正念念有詞地進行禱告。我一邊勸解她們，讓她們停止驅鬼的活動，一邊查看這位臥床的產婦。她的臉色蒼白晦暗，眼睛半睜，喘氣無力，精神萎靡。我用手輕輕按她的腹部，她的小腹堅硬脹滿，一按直叫疼。據她的家人說，已經便秘好幾天都沒拉出來了。綜合她的脈象和舌象來看，病情已經非常危急，隨時都有陽氣耗盡，虛脫而死的可能。

她的病，中醫稱為「惡露瘀滯」，就是產後的惡露鬱滯在子宮宮腔，又續發感染造成的。服用藥物的話，到產生藥效尚需要一定的時間，為了救急，我先用銀針刺她大杼、血海、內關、三陰交四個穴位，以保住陽氣，養護陰氣，調和血氣，降低體溫。留針二十分鐘後，她的臉色沒有之前那麼蒼白，已經可以緩緩說話了，肚子脹痛的症狀也得到了改善。然後再用生化湯和失笑散兩方合服，用童便三十毫升為引，以活血化瘀，滋生新血。

服藥兩劑後，就排出了滯留的胎盤和不少暗黑色的血塊，體溫降了下來，腹痛也止住了。到傍晚的時候基本恢復正常，神志也清楚起來。

這件事在當地引起了轟動，鄉親們都互相傳說，北京來了名醫，引得很多人都跑來看病，讓我忙得不可開交。縣政府還專請我們吃一種叫「哈水麵」的麵食，據說是大禹治水的時候流傳下來的傳統。工作組的同志們也很興奮，連連說：「行啊，老路，在婦科方面你還真有一套！」

我就抓住這一機會，宣傳中醫政策，我說：「這不算什麼，你們當地就有很好的醫生，只是沒有很好地加以利用。」他們說：「是嗎？我們怎麼不知道？」於是，我就把王殿卿的情況告訴了他們，也告訴了中央。衛生部長、衛生司長、山西衛生廳廳長知道之後，就帶著禮物到王先生家裡，請他出山，用中醫為當地群眾服務。

婦女產後初期，下腹和腰部會出現輕微的疼痛，同時陰道會有一些血液、殘留組織及黏液等排出，稱為「惡露」。大量失血造成血虛，容易讓寒邪乘虛而入，寒凝血瘀，致使惡露不能暢行，污穢殘留腹中以致引起小腹硬結冷痛。清代名醫傅山創立的生化湯，就是專治這種症狀的。

生化湯：當歸二十四克、川芎九克、桃仁（去皮尖）六克、乾薑（炮黑）二克、炙甘草二克。

婦女產後如果惡露不能很好排出或量少，或色紫暗夾有血塊，兼有小腹冷痛，可以從產後第三天開始服用生化湯，每日一劑，分二次服。連續服用三～七劑即可。

如果產後身體發冷，胃口不開，也可以用艾條灸大杼、血海、內關、三陰交各五分鐘。血海穴有引血歸經，治療血分諸病的作用，這個穴位的位置就在膝蓋附近，人坐在椅子上，將腿繃直，膝蓋內側出現的凹陷的上方有一塊隆起的肌肉，肌肉的頂端就是血海穴。來月經時按這個穴位能夠緩解小腹疼痛。三陰交，具有健脾、和胃化濕、和肝益腎、調經血的功能。這個穴位的位置在小腿內側，人端坐時屈膝小腿與大腿呈直角狀，腳內踝尖上三寸、脛骨內側後方就是，經常按揉此穴對肝、脾、腎都有保健作用。足三里是一個能防治多種疾病、強身健體的重要穴位，被稱為「養生大穴」。在外膝眼下三寸，脛骨外側約一橫指處。端坐時屈膝，小腿與大腿呈直角狀，將手心置於膝蓋骨上，手自然放鬆，無名指末端所指的部位有壓痛點則是足三里穴。足三里可以補益氣血，健脾和胃。

就一般狀況來說，中醫認為，產前多熱，產後多虛。產後血虛最好服用一些補血生新的補益食品，如龍眼肉、大棗，可以生吃也可以煮成羹，適量日食二～三次，還可以放入少量阿膠同煮成膏狀服用，日服用二～三次。

生產是女人一生中最重要的大事，一個新生命到來的同時，也是婦女最脆弱的

血海穴

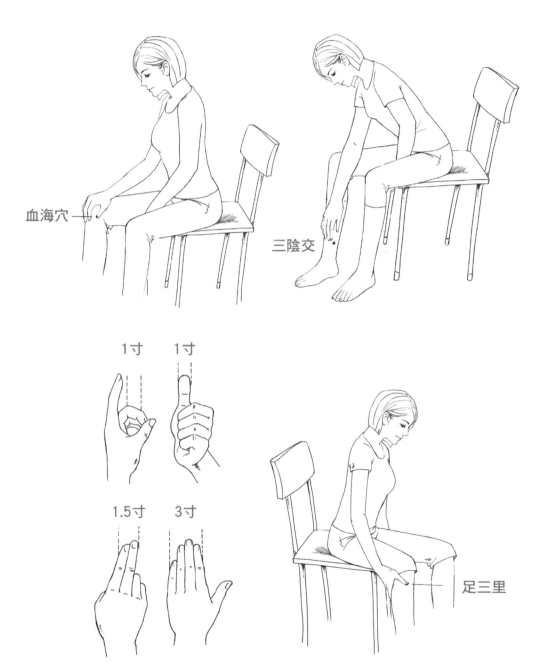

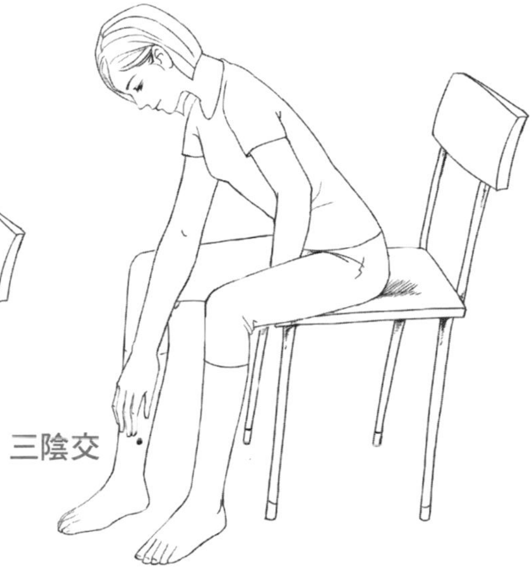
三陰交

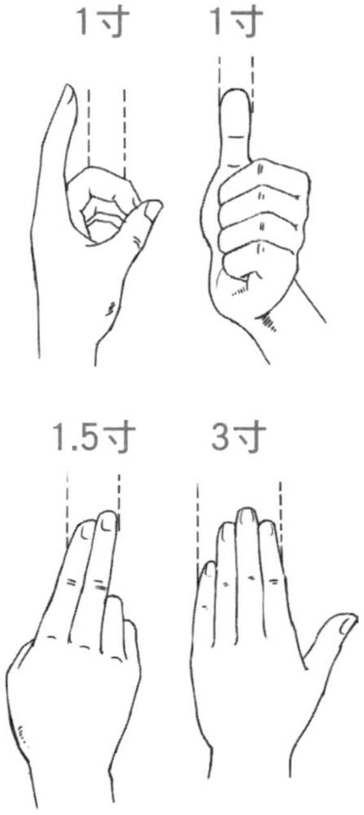
1寸
1寸
1.5寸
3寸

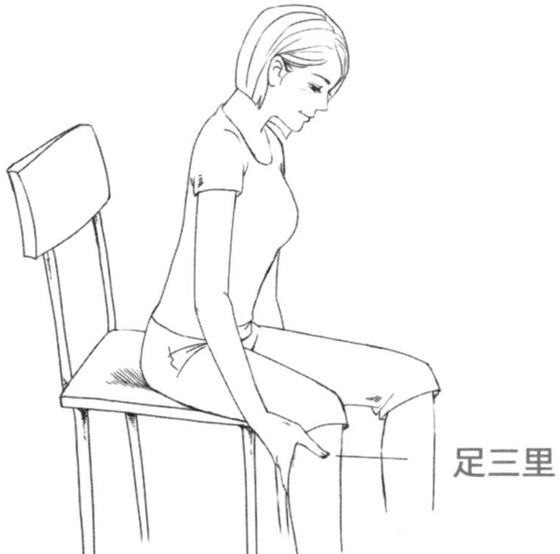
足三里

時候。很多婦科疾病都和產後保養不當有關。所以婦女產後一定要注意調養，既是為了自己，也是為了讓孩子有一個健康的媽媽。

口腔潰瘍吃不香，陰陽失調莫驚慌

現在，一出門，全是餐館，今天一個飯局明天一個朋友聚會，就是在家裡，也多是過食膏粱厚味，營養過剩，天天五花八門，辛熱油膩全進了嘴。沒過多久，嘴裡就開始疼痛，得口腔潰瘍了。一般降降火，一週左右也就好了。特別是有些人一般小病不治大病才看，口腔潰瘍了，就去買個潰瘍貼，哪裡痛就往哪裡貼。

但是如果經常得口腔潰瘍，或者反覆發作，長期無法治癒的話，就要警惕是不是身體的其他腑臟出現了問題。

我有一個病人，嘴巴裡長了好大一塊潰瘍，起了黃點，連著下面的牙齦都腫了。他找到我，我心裡一沉，問他，這麼嚴重的潰瘍怎麼都不早點治療呢？他說這病已經七年了，老毛病總犯，一般忍兩天就不疼了。

這位病人第一次犯潰瘍是因為有一顆牙壞了一半，結果就把口腔給磨破了，當時也沒多注意。過幾天好了，可過些日子就又會復發。那顆壞牙已經掉了，但潰瘍卻像長在了嘴裡似的，一直這樣反反覆覆。他現在歲數越來越大，病發時嘴裡火辣辣地灼痛，連著好幾天都只能喝粥，吃一點東西就覺得肚子脹。

嘴裡生瘡是陰陽失調，內火旺盛。內火還分兩種，一種是陽盛導致的實火，另一種是陰虛導致的虛火。我這位病人的脈細，是長期氣血兩虛，導致的虛火過旺。他潰瘍反覆發作的時間太長了，現在一定是要把這個「火」先壓下去，再順氣補氣，調理脾腎。

我給他開了甘草五克，砂仁五克，竹葉十克，黃柏十克，這幾味藥需要用一碗半水，煎至一碗左右，再加少許水繼續煎，後反覆一次，煎至一碗左右服用。一劑藥分兩次喝，早晚各一次。

我給他開了兩個月的藥，隨訪時他說潰瘍範圍已經漸漸縮小。兩個月後，牙齦已經不腫了，但是潰瘍還在，他說已經不疼了，而且最近沒有新發。治病一定要除根，我讓他接著服那個藥方，然後平日用白蘿蔔籽、芥菜籽、蔥白放一起搗爛，貼在腳心。

後來又吃了不到一個月的藥，他嘴裡的潰瘍已經完全消失了。他非常高興，說長潰瘍的時候，懶食厭食無食欲，當潰瘍治好了，才知道肚子餓。

在這裡也要跟所有老年朋友說，我們一定要愛惜自己的身體，身體出現各種小症狀都不能忽視。平時若要戴假牙，要選擇合適的假牙，否則口腔被刮破，就容易產生潰瘍。自己的牙壞了，要及時去醫院治療，喜歡辛辣食物的老人最好少吃辛辣刺激性食物。口腔潰瘍的防治方法有多種，其中可以採新鮮芭蕉葉適量，用火烤熱後貼敷於口腔潰瘍處，可以起到清熱解毒的作用。

我已經九十多歲了，現在還每天都在醫院給病人治病，很多來找我看病的老人都問，路老啊，你身體怎麼這麼好啊，是不是有什麼秘方？長壽其實沒有所謂的秘方，我跟很多老年病人都說，一定要多關注自己的身體，當身體有一點不舒服的時候我們就要找出原因來，並且要根治它。任何大病都是從小病來的，防微杜漸，你說人還能不長壽嗎？願我們大家都能無病到「天年」。

感冒好得快，關鍵在出汗

現在很多父母面對孩子感冒都有一個誤區，怕孩子發燒，只要孩子感冒發燒，馬上就用大劑量的消炎藥，不上醫院也自備常服。實際上發燒是機體的一種正常病理反應，也有積極的一面。感冒是四時不正之氣所致的疾病。一年四季，春暖、夏熱、秋涼、冬寒，這是天地四時運行的規律。如果春時應暖而反寒，夏時應熱而反冷，秋時應涼而反熱，冬時應寒而反溫，就違背了四時運行的規律，是不正之氣。人受不正之氣，就會得感冒，也稱作傷風。

在中醫風、寒、暑、濕、燥、火六氣中，風為百病之長，四季皆可見。

感冒是小病，但是很多醫學大家也稱之為「至難治之疾，生死之所繫」，主要是因為感冒是多種急性感染性疾病早期的共通階段，如果治療不當，常會引發其他疾病，如氣管炎、肺炎、哮喘、急性腎炎、急性風濕熱等，因此又有「感冒為萬病之源」之說。

一個三歲的小孩，前些天感冒發燒，無汗，咳嗽，本來略用疏散就可以好的，而醫生一見高燒三十九度，即輸清開靈（清熱劑）。當天燒就退了，但家長還沒高興過來，這個小朋友又燒起來，雙頰赤，咳嗽，煩躁哭啼。

中醫在感冒的不同階段，會運用不同的治療原則，藥物也有區別，像這樣的，不分病理階段頻繁使用苦寒退熱劑，其結果是病邪不能很好地從皮膚通過排汗而解，卻隱伏起來，這就叫「冰伏其邪」。

大家知道，我們的皮膚表面有很多很多的毛孔，它有一個重要的功能，這就是調節體溫。當天氣炎熱的時候，毛孔會自動打開排汗，以散發身體內的熱量，達到降低體溫的作用。當天氣寒冷的時候，毛孔又會自動閉合，以保證身體內的熱量不向外洩漏。其實人的體表是一個自動的溫度感應器與寒冷防禦保衛系統，在中醫學中把它稱為「衛氣」，而「衛氣」的衛外功能顯然是與人的年齡、體質、季節密切相關的。在冬季裡能夠堅持冬泳的人就很少感冒，而在感冒流行的時候，最先感冒的又往往都是老人和兒童，就是這個道理。

感冒發燒的原因之一就是因為寒冷的刺激使人體體表的防禦系統功能失常，毛孔閉塞，身體內的熱量不能通過毛孔排泄而閉鬱，失去調節體溫的作用，而出現發燒。（也有一部分人感冒就不發燒，這也是體質因素使然）顯然，感冒時的發燒是一種「正邪交爭」，是病在肌表，是「表證」。正確的治療應當是「驅邪出表」，而不是「引邪入裡」。初期在表證階段一味使用「涼藥」（如清開靈等）就是致使感冒入裡的典型例子。

感冒的部位在表屬於「表證」，其治療的原則必須是先「解表」，如果是伴有裡熱，也可兼清裡，感冒同時伴有的「裡熱」也多是上焦肺經的鬱熱，要採用宣發透熱的治療方法，而不可以單純用大劑苦寒清熱藥，而貽誤最佳的治療時機，引邪入裡，導致失治、誤治。

所謂「冰伏」，就是指在感冒的治療中誤食苦寒藥物，使本應當透發出表的鬱熱由表入裡而變化成為裡熱。有時候吊針一上，燒暫時退了，然而接下來常會出現發熱難退，或低燒纏綿，伴有噁心、腹瀉、腹痛、乏力、渾身難受等症狀。這就如同我們家中煮餃子，開鍋之後用涼水點鍋是為了讓熱氣內聚，使餃子餡熟透。表面上看，已經開起來的鍋不沸騰了，然而這只是一種表面現象，其實熱憋在裡面，這就與感冒發燒用涼藥治療所導致的「冰伏」是一個道理。熱暫時被壓下去了，病邪卻被深伏內藏起來，甚至變生他病！

感冒屬於風邪在表的初期階段，所以治療的根本是先解表，讓皮膚毛孔呼吸暢通，讓風邪從體表發解出去，然後才是治裡。

所以，孩子感冒了，發燒，首先要讓他微微出汗。

怎麼發汗呢？這在中醫中也很有講究。不能出大汗，只是微微有點汗，它的專業用語就叫「漿漿微似汗出」，什麼叫「漿漿」？就是皮膚輕度出汗，濕潤濡潤，例如腦門有點潮，輕度、持續的少量排汗。家庭最簡單的方法就是先弄點薑和蔥段煮水，讓孩子喝。一般用兩三片薑，兩公分左右的蔥白兩三段，加入適量的紅糖，喝完以後，蓋上被子先出汗。甚至可以把頭捂上，但是要注意保持呼吸通暢，等摸到孩子額頭一潮，身上手上也潮潤有汗了，就把被子慢慢一點一點地掀開，這個時候一定要特別注意，出汗以後，毛孔張開，很容易再感冒，千萬不要再著涼了。

要注意出汗不能出大汗，例如服用阿斯匹靈這類的感冒藥後，蒙上被子一出汗，渾身就像剛從浴缸出來一樣，可是大汗後會傷氣，大量的熱能就隨著汗出而消耗，使抵抗力下降，就是損傷正氣，孩子就更容易虛弱、更容易感冒。微微有汗說明你的毛孔通了，皮膚呼吸正常了，如果出大汗，既傷人體陰液又耗人體衛陽之氣，造成外邪再次侵入，反覆發病。現在很多人都不注意這一點，結果使病情複雜化。

三招改善孩子脾胃，自然不會得感冒

有好多小孩體質偏弱。現在都是一個孩子，家裡都嬌慣，所以從小吃飯，家長都願意讓他多吃一口。可是孩子天生就有區別，脾胃虛、體質弱的孩子，讓他多吃了，肯定就出問題。即使身體好的孩子，他的消化能力也是有限的，過食或過度飢餓都會影響孩子的消化系統。

有一個小朋友，特別能吃，吃完了就出問題。他媽媽說，一吃多了就鬧肚子，就排氣，就上火。所以呢，孩子吃飯一定要適當，看著孩子多吃你都得注意。現在孩子吃多了以後常常出現食積，一受涼馬上就會發燒感冒。

對於這種身體弱、脾胃虛、吃飯差的孩子，你可以捏脊。捏脊療法治療體虛、胃弱、食積、腹痛，最早見於《肘後備急方．治卒腹痛方第九》，其具體方法，則是五〇年代發掘於北京的捏脊世家——捏脊馮，說起來還有一段有趣的故事。當時我在衛生部工作，收到了新華社一個記者的信，信中說，新華社後邊的國會街有一個民間中醫叫作馮全福，人稱「捏脊馮」。每年夏秋之交，有不少家長帶著消化不良的孩子來求治，以致街前人滿為患，影響交通。這位新華社的記者就建議我們去瞭解一下看看是不是騙人的。衛生部就派我去調查。我們找到捏脊馮之後，他非常緊張。我們向他宣傳了政府的中醫政策，讓他不必緊張，接著對他本人及治療方法進行了考察。後來又請了幾個兒科專家一起評議，確認他的技術是真實有效的，於是由衛生局安排他到北京中醫醫院工作。該院專門為他設立的小兒捏脊專科，成了醫院最具特色的科室之一。

具體捏脊的方法：讓孩子俯臥在床上，兩手沿脊柱兩側，由下而上連續地挾提肌膚，邊捏邊向前推進，用力不要太重，沿著督脈的循行路線，從長強穴直至大椎穴中央。在捏脊的過程中，每捏三次用力拎起肌膚一次，稱「捏三提一」，也可以捏五次提一下，也可以單捏不提。

捏法刺激較輕，提法刺激較強。捏的時候用拇指指腹與食指、中指指腹對合，挾持肌膚，拇指在後，食指、中指在前。然後食指、中指向後拈動，拇指向前推動【捏脊手法，箭頭標示手指運動方向】（見下頁圖解）邊捏邊向枕項部推移，重複三遍，以皮膚潮紅為度，再重按脾俞穴和腎俞穴。

捏脊的時候要循序漸進，因為小孩剛捏，不習慣，大人也手軟，孩子一哭一鬧，大人就捨不得捏，結果效果就出不來了。

一開始可以輕點兒，讓他慢慢適應。然後逐漸加大力量，但不能過重，以不痛為度，到孩子能適應的程度為止。這是個慢功，不是一天兩天就能見效的，尤其是開始的時候力度不夠。捏完脊後給孩子搓後背，從頸部一直搓到腰。這個也是每天都得搓，搓熱了就可以預防感冒，提高機體免疫力。

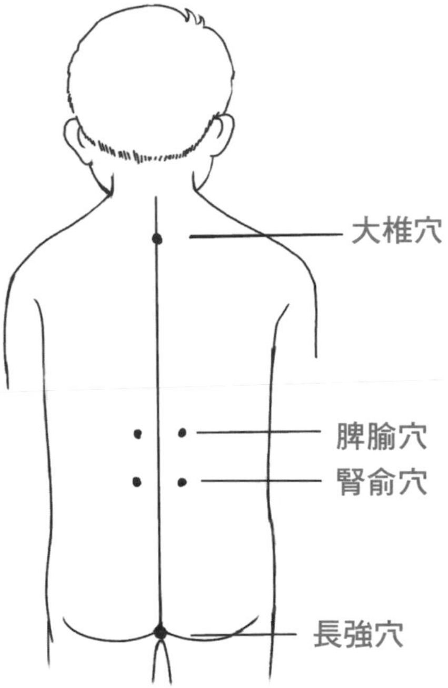
大椎穴
脾腧穴
腎俞穴
長強穴

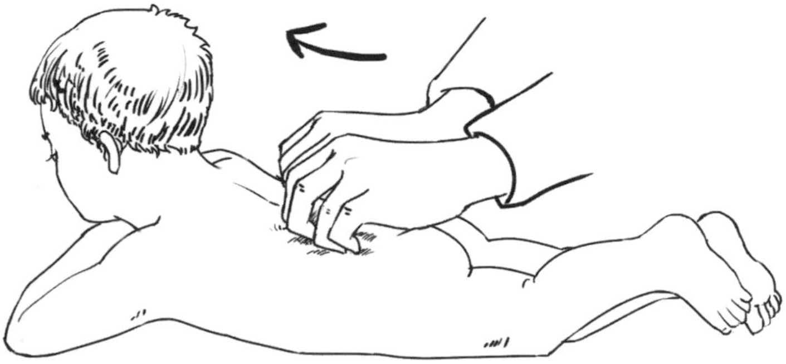

有的小孩早上一起來就打噴嚏、流鼻涕，就像感冒一樣，他就是過敏性的體質。這種現象多屬於脾胃偏弱的人，其實大人也一樣。我就建議他按摩鼻子兩側，從迎香穴，經過印堂一直到上邊的髮際，這一去一回，算一個來回。每天睡覺之前和早晨醒來，先按摩，按摩到什麼程度為度呢？一般是五十次，症狀比較重的人，一定要搓到鼻子覺得熱了。按摩的時候也不需太用力，只要能讓孩子感覺到熱乎舒服了，就成了。鼻子覺得通暢了，再起床，就不會出現這些問題了。

還有頸部，就是從完骨穴開始，順著頸後側的這塊肌肉，經過風池、天柱穴，把它搓熱。有時候穴道找不準，你就把後頸部整個搓熱，再起床就好多了。

現代人說起感冒的原因，往往歸結為感染，很多產品的廣告中，也用殺滅細菌病毒等做為賣點。這種看法有沒有錯呢？說起來也沒錯。但是我們說生病的原因，不能光從外因來說。例如流行感冒，外因可以說是感冒病毒入侵，那為什麼有的人感冒了，而其他人卻好好的呢？這就是人體自身的因素。

所以說現代人感冒的根本原因還是內在的正氣不足，而不單是外感細菌或者病毒。預防和治療的時候，也要從脾胃著眼。

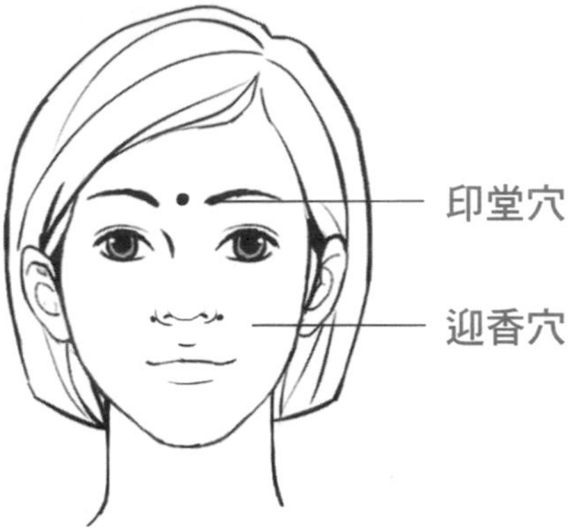
印堂穴
迎香穴

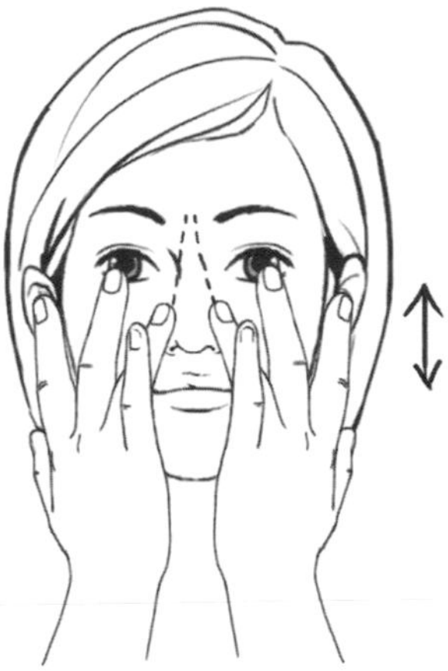

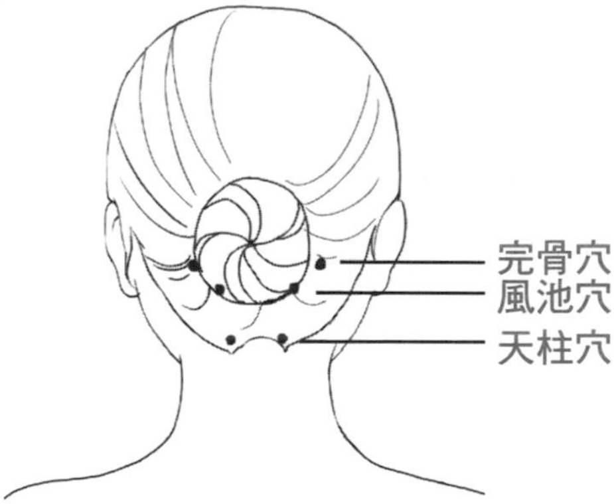
完骨穴
風池穴
天柱穴

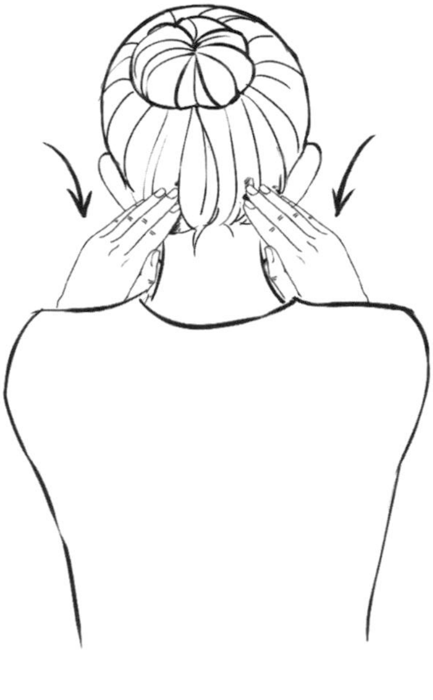

感冒發燒常見，病因病理不同

說起發燒，誰一年之中沒有一兩次感冒發燒呢？所以一些人總是掉以輕心，其實發熱是多種疾病初期共性的表現，絕非僅限於一般的傷風感冒，如前文所說的：感冒是萬病之源。治療不及時，可以轉化成許多疾病，或許從發燒一開始就是兇險疾病的先兆。

發燒也有很多不同的表現，有的高熱，如果治療及時，好得也快；也有的發熱日久，就是持續不退，再加上一些併發症，不用幾天，就會出現病危重候；還有就是低燒，病因往往很難找到，或稱之「無名熱」。每種發燒都有它的原因，不管是高燒還是低燒，在治療的時候一定要因病制宜，不可只看表象亂用藥。

下面我給大家分別介紹一下幾種發燒的案例。

濕熱引發燒，蔥白香豉湯

我曾經遇到過一個患者，是位廚師，今年三十歲。這位朋友因為起居問題而發病，每天下午先是冷得要命，蓋了兩層被子還是不行，然後就開始發熱，高達三十八度，就這樣過了五、六個小時後，又開始大汗淋漓，一直延續到第二天凌晨。冷一陣子熱一陣子，頭還疼，整個人沒有精神，說話、思考時，邊咳嗽邊說話，斷斷續續。嗓子眼裡有痰不易咳出，嘴唇發乾，不想喝水。邊說話邊捂著肚子，胸悶不想吃東西。這位朋友在此之前做過檢查，西藥吃了，中醫也看了，結果還是不行。

很明顯，患者是濕遏肌表，內壅於肺，表裡氣機不通，上下氣機壅滯。

在治療時，要注意標本兼治，不要只治體表的發熱而忽視了內在病狀，在表就要宣衛氣，把體表的濕濁通過體表宣散出去；在裡就要通達肺氣，和降胃氣。於是我給他開了方藥。

我告訴他，在服藥同時，可用溫開水泡陳皮代茶飲，如果自感畏寒減退可服用蔥白香豉湯，做法簡單，用鮮蔥白五枚（切碎），淡豆豉九克，鮮薑三克，用水一百二十毫升煎煮十～十五分鐘，煎剩約八十毫升，去渣溫服，蓋上被子稍微汗出就可以了。蔥、豆豉等都是日常生活中常見的材料，方便實用。按我的方法服用不到一個月，這位患者的病情就大有好轉。

病因不同，臨床表現也不一樣。像上述的患者是典型的風濕鬱表引起的發熱，這種發熱的表現以身體內部發熱，但是表皮並不是很明顯發燙，流汗之後也並沒有明顯降低體內溫度為典型。

小小的感冒就可以把人折騰得夠嗆，所以在診治的過程中千萬不要只看一面，一味地解熱發汗，徒傷氣津，造成壞病，加重病情，應當宣透鬱閉，暢達上下氣機，表裡同治。同時還要注意自我的調理，但最好在醫生的建議下。像我給上述患者說的方法，療效就會比較明顯。

脾胃虛弱引發燒，注意用藥得適當

發熱有因。高熱雖減輕，但餘熱不盡，病邪雖輕而體力大衰，造成病勢纏綿。持續低熱不退者，持續的低燒如同海水之潮起潮落有時間規律，大多每天下午開始，體溫微高。

曾遇見一患者，是個小男孩，十一歲，由於晨練跑步的時候，出了很多汗，衣服都濕了，回家又吹空調，結果就開始發燒。剛開始是高燒，服了西藥後退熱了，但是第二天就頭暈沉重，全身困倦痠楚，有輕微的咳嗽，自覺喉中有痰，咳之不爽，咽痛鼻塞，流黃濁涕，每日午後體溫波動在三七．二度～三七．八度之間，根據他目前的病情，我認為他是正虛而餘邪殘留於肺，少陽樞機不利，治療當以清透肺中餘熱，疏利三焦少，陽氣機為原則。

發汗可以退熱，但若方法不當，或無視病人體質，發汗太過，則會造成病情的轉化及複雜性。在治療疾病的時候，不能傷及人體的正氣、免疫力。如果體質本來就虛弱的人，一定要注意扶正祛邪，即一方面當扶助患者自身的正氣，一方面掌握用藥去邪的強弱程度，少則藥力不足，服之無效，過則損傷人體正氣，所以首先用藥要恰到好處，無有偏激，中庸為上。

天然白虎湯，暑濕發熱佳釀

我們都知道，一般夏天的時候容易下雨，特別是在南方。梅雨的季節一到，細雨就開始綿綿不停，濕氣就會特別重，但是夏天又很熱，形成高溫多熱的氣候環境，所以暑季具有高熱多濕的特點。

一患者，初診時，發熱，汗微出，心煩，急躁，周身痠楚，後背為甚，舌邊尖稍紅，又見腹脹，口苦，噁心嘔吐，眩暈等症狀，因為他發病是在六月，係暑濕鬱遏於表，少陽膽火鬱滯，治療宜宣暑去濕，和胃清膽。

我還建議他在服藥後病情減緩的情況下，做些調理保養，這是非常必要的。下面有幾種食療的方法，大家可以看看。

可以買一個西瓜，取瓤搾汁，可以頻頻作飲，西瓜可以清暑祛濕，古有「天然白虎湯」之稱。西瓜皮又有「西瓜翠衣」之美稱，可洗淨後切片，放入食鹽少許調味，清炒作菜。

暑季高溫多濕，空氣流通欠佳，風少悶熱如蒸，同時氣壓偏低，特別是心肺功能偏弱者，可備：西洋參十克，麥丹參十克，五味子六克，煎水頻頻飲，可益心補肺，斂汗生津。

暑季感冒當以宣透暑熱，芳香宣化濕濁為宜。用方多以藿香正氣散加減，有寒熱往來的發熱、中醫或稱為「膽經濕熱」，即一會兒熱、一會兒冷、口苦、口黏、舌苔黃而厚者，可與蒿芩清膽湯加減變方。暑天季節酷熱高溫，人體排汗不斷，出汗不但令體內水分丟失，在排汗的同時，體內熱能也隨汗液外泄，造成氣陰兩虛的體質，暑季人又多貪涼飲冷，或用空調，都是造成暑季暑濕感冒的原因之一。

以上我們可以看出，發燒發熱並不單純，不同的病因，不同的體質，不同的季節治療方法截然不同。所以一旦我們有發燒的表現千萬不可大意，應及時到醫院治療，以免延誤治療的時機。

在日常生活中，還要注意日常的調理和保養，有一個好的身體比什麼都強，你說，對不對？

{ 第六章 }

慢性疑難病的脾胃養生法

如今越來越多的慢性病困擾我們的生活，這是由於環境污染、各種高油脂快餐充斥在人們日常生活中，成為影響健康的定時炸彈，尤其是高油脂的食物。還是那句話，想要健康，就必須養成良好的飲食習慣。

廚房配料隨手敷，肩周炎手到病自除

有一位于姓的患者，女，四十七歲，是個幹部，發病的時候是在冬天，晚上下班回家的時候突然感覺左肩疼痛難忍，稍微碰一下就很痛，一個晚上都沒睡好覺。第二天上午就找到我來看病，我給她診治的時候，她下意識地抱著左肩部，怕我碰到，可見昨晚疼得不輕。我告訴她：「這是妳昨晚受寒氣，氣血不流通，導致關節痺阻，就是咱們常說的痺症，這個季節稍不注意就會發病。妳這是急性期的，來得快，但也不要過於擔心。」

像她這種突發的病症，來得急，就要以鎮痛為主，多採用針刺的方法。我取足三里、養老、陽輔三個穴位，留針二十分鐘，每隔五分鐘拈針一次，等到扎針十分鐘的時候，她自己就覺得疼痛大減。等到二十分鐘結束後，疼痛已經基本消失。在場的都覺得很神奇，該女士剛進屋的時候護著肩，臨走的時候已經能夠活動手臂，前後曲伸。我還告訴她平時一定要注意保暖，加強鍛鍊。並且給了她一些肩周炎預防保健的方法，用日常所見的材料組成外敷藥，比如老生薑二百克，蔥子一百克，甜酒五十克，將蔥薑搗爛後，炒熱，用甜酒攪勻，敷痛處，效果也非常不錯。

還有就是到了病的慢性期，表現主要是疼痛程度不重，但肩部活動有障礙。我建議她在這個時期將針灸與按摩法並用，穴位有足三里、養老、陽輔、肩髃、天宗、

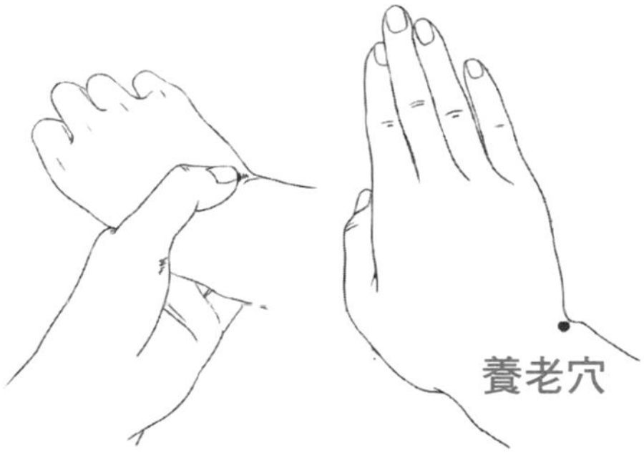
養老穴

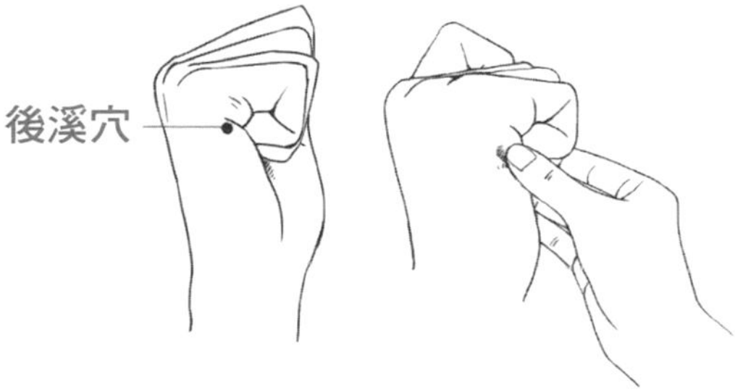
後溪穴

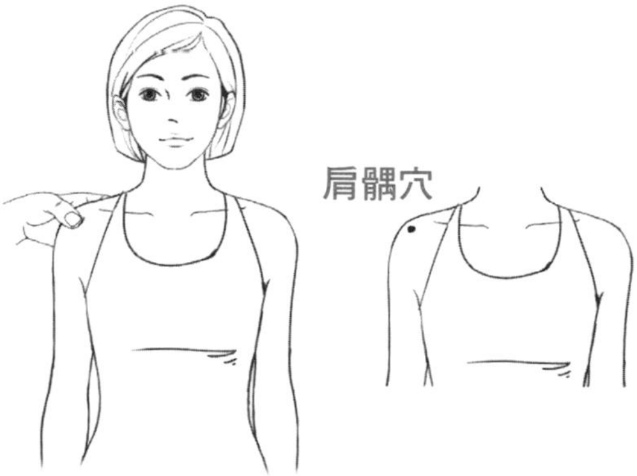
肩髃穴

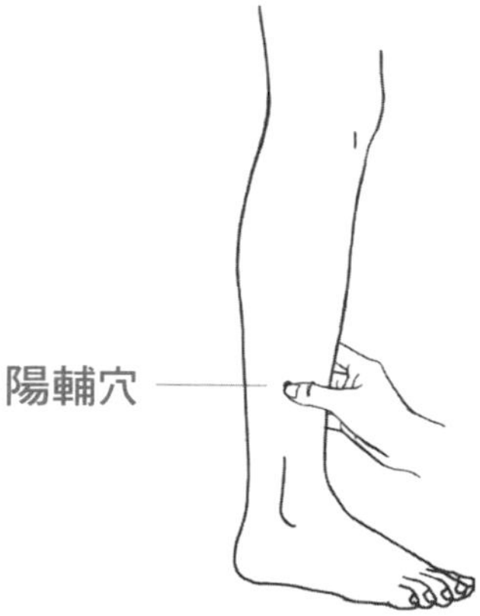
陽輔穴

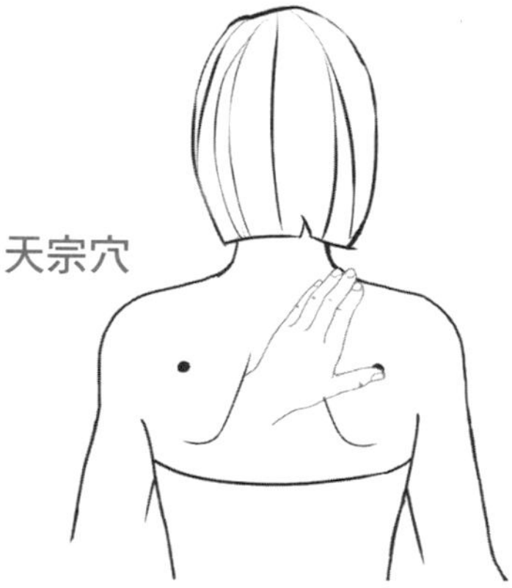
天宗穴

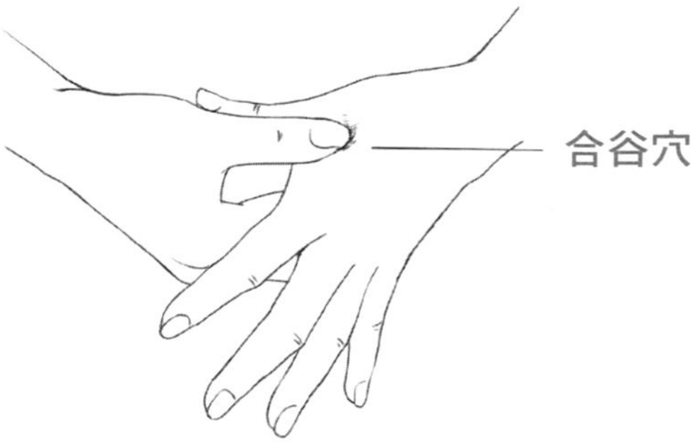
合谷穴

後溪、合谷，但須鞏固二～三個療程，方能見效。

也可以讓家人幫忙按摩，以改善經脈循環，鬆弛肌肉的緊箍感，增加肩關節的運動，要注意手法不宜過重，要輕揉慢按。力度要恰好到達疼痛點，疼痛才能得到緩解。後來的事實證明，這些方法真的不錯，這位患者康復得很快。如果有朋友的肩部疼痛症狀和這位女士的相同，不妨可以試試這個按摩的方法。

對於肩周炎這種慢性病變，如果大家能夠做到及時有效地治療，加強鍛鍊，做好日常保健，就不會給你的生活和工作造成不便。

慢症疾發談中風，階段調理要得法

近年來，中風這個病，越來越低齡化，這與我們的飲食高熱量、高脂肪，工作生活節奏加快、競爭壓力增大有關，也與人們的健康觀念和自我保護意識不強有關。看待中風，我們要用辨證的方法。根據人體的五臟六腑，十二經絡的分布和功能的不同，中風的深淺和輕重也會不一樣，臨床表現也不會完全相同，而且在病變的過程中還會相互影響、相互轉變，所以在治療的時候要有目的性、針對性、階段性，循序漸進，才能達到治療的目的。

中風初期，大補別急

我遇到過一個病人，男，六十四歲，因為生氣發怒，導致身體的左側癱瘓，於是大吃補陽之藥，誰知越吃越差勁，身體左半邊癱瘓加重，最後他到我這裡就診。剛開始見到他的時候，他左半邊的身體已經不能動彈了，手腳強直僵硬，說話口齒不清。他自述病症，說是胸悶，頭暈，肚子脹，還心煩，估計這次是大限將至，十分地悲觀無奈。

我安慰他說病情並沒有那麼嚴重。像他這樣的症狀，尚屬輕淺，本質是陰虛火旺之體，兼挾痰熱；如果大補的話，會加重氣血壅滯，煩熱痰凝，氣血上升，血壓升高。我給他開了祛風通絡、平肝息風、滋陰潛陽的藥物，還囑咐他平時不要生氣，想開些，保持良好的心態，不要過度勞累；最好少吃些高鹽及高脂肪、高膽固醇的食物，多吃豆製品、蔬菜、水果、魚類；還要特別地注意保暖，以及天氣的變化；功能恢復期，走路小心不要跌倒，像繫鞋帶，彎腰的動作盡量少做，家人一定要時刻照看著。

兩個月後，他的病情已經完全好了，並且按照我說的注意事項，在生活上和心態上都和從前大不一樣。臨床上這樣的例子還有很多，因此，在中風的急性期，千萬不要急於大補！

中風中期，掌握時機

有一位男性患者，五十八歲，工人。平時喜歡飲酒，有咳喘的病史，一天夜間小便時突然昏倒，不省人事，小便失禁，大約四十分鐘後才甦醒。醫院以腦溢血給予處理，一個月後到我這裡求診。初見他時，他的右半邊身體已經不能動了，說話也是口齒不清，都是家人代答，喉嚨裡痰多，還有痰鳴的聲音，表現得很煩躁。這是肝風挾痰，上擾清竅，阻礙經絡導致的，治療就要清痰，平肝，息風，我給他開了藥方，又叮囑患者及家屬要注意康復訓練，再配合針灸治療。二診時候，舌頭能伸出來了，說話也好了許多。我又針對他當時的情況加減藥方。三診再來時，身體右半部已經有所好轉，手指頭也能動了，視病情我又酌情加減藥方，並囑加強康復訓練，兩個月後，已經是基本痊癒。

對於這個階段的中風，除了用藥，康復運動和體能鍛鍊也是必需的。我叮囑他的家屬，需要經常幫助他進行鍛鍊，多活動一下關節，多做按摩，加強認知、吞嚥、語言及運動功能訓練等綜合康復措施，以達到治癒目的。

上肢取穴：肩髃、曲池、外關、合谷。

下肢取穴：秩邊、陽陵泉、足三里、解溪、太沖。

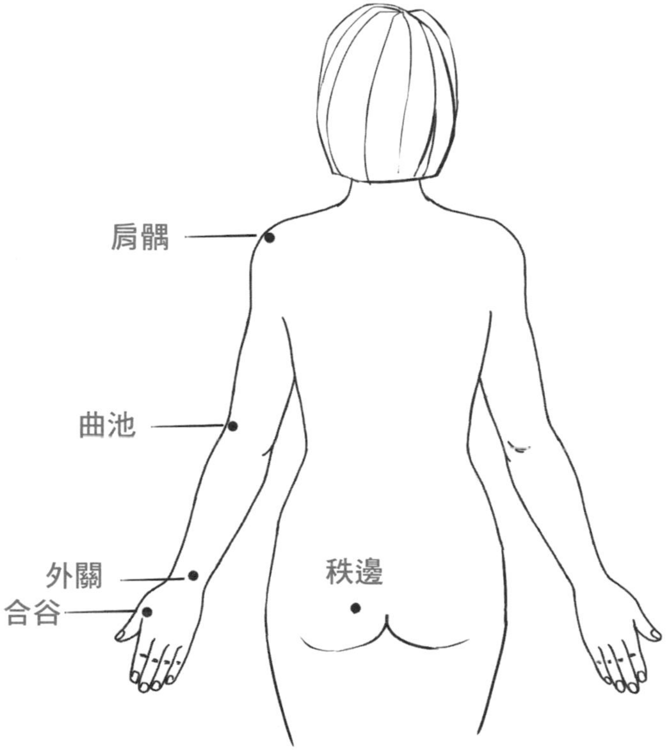
肩髃
曲池
外關
合谷
秩邊

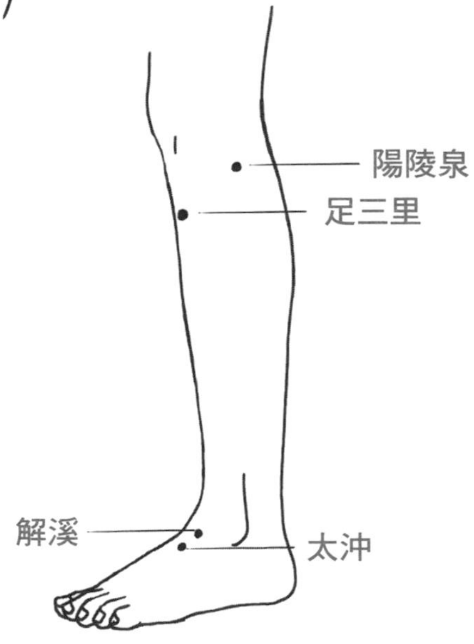
陽陵泉
足三里
解溪
太冲

一個月後，家屬打來電話，告知我他已經基本好了，說話也清楚了，自己會端碗吃飯了，他還非要來當面謝謝我。我告訴他的家屬，病好了就是對我們醫者的最大的謝意，叫他以後還要堅持做好保健和預防。可見上述的按摩方法是值得使用的。

中風後期，扶持正氣

患者朱某，男性，六十七歲，冬季的時候突然發病，感到身體左半邊活動不利，曾經住院診治，雖有好轉，但仍然落下半身不遂的後遺症。家人送他到我這裡來看。除了上述的症狀，主訴還有耳鳴、眩暈、腰膝痠軟、怕冷的感覺。這位患者年紀大，整個身體狀況比較虛弱，加上生氣動怒，勞累過度，導致脾腎虛損，風痰上壅，阻遏經遂，於是就引發了病變。

中醫講「腎主水」，就像一個水閘，如果腎虛不能很好地調控，水濕積聚，就會產生痰濕；再加上患者年老，脾胃功能漸漸衰退，脾為生痰之源，脾虛不能運化，也會導致痰濕阻絡。治療大法以健脾益腎，化痰通絡，扶正為主。針對他的病情我開了藥方，服藥二十八劑後，再來複診的時候，他已經明顯好轉，說話基本清晰，心情也開朗了很多，自己會獨立行走了。於是根據他的情況又酌情加減藥方，服藥兩個月後，他已經是基本恢復了。

在治療的過程中，我給了他一些關於飲食方面的指導，以幫助他康復。例如，讓他經常食用黑芝麻、黑米、蜂蜜、魚類、甘蔗、蔬菜等清淡的食物，另外也可以用山藥五十克、冬瓜一百五十克，慢火煲湯三十分鐘，加調味料進食。

我還給他介紹了艾灸的方法。艾葉本身就有溫經通絡、行氣活血、祛濕散寒的作用，經常用艾灸灸足三里，對中風的康復是非常有益的。民間俗話亦說「若要身體安，三里常不乾」、「三里灸不絕，一切災病休」。因為灸療可溫陽補虛，所以灸足三里、中脘，可使胃氣常盛，胃氣盛，陽氣足，精血充，從而促進機體的恢復，達到治療保健的雙重效果。我們老年人，應該特別注意這些，平時做好預防和保健，疾病自然不會找上門來。

關愛女性，讓「好朋友」按期而至

近年來，人們對女性疾病的關注越來越多，比如國際上把十月的第三個星期五定為粉紅絲帶關愛日，這是對女性愛護乳房很好的關懷與重視。但是女子的月經病，也不容忽視。做為一個女性，時刻都要愛護自己，自己的身體好了，生活、人生才能完整充實。

肝腎不足致經閉，飲飲湯來喝喝酒

女子年滿十八周歲月經尚未來潮，或已行經而又中斷三個周期以上者，即為「閉經」。發生閉經的原因很多，像生活的環境、自身的性格脾氣、飲食不當、先天稟賦不足、肝腎陰虛，或是久病不癒、勞累過度等都會導致閉經。

我遇到過一個小姑娘，才二十歲，結婚比較早。十七歲來的初潮，初潮之後隔一年又來了一次，也就是一年一次，此後就再沒有來經的現象，做過很多檢查，服用多種藥物治療，均未獲效，經介紹來我這裡就醫。她說是自己感覺腰痠腿痠，沒有勁兒，稍微勞動一下就很累，頭暈目眩，心煩意亂，睡眠質量非常不好，一點小動靜就會把她驚醒。乳頭有搔癢的感覺，有時候有乳汁分泌。這正是肝腎不足，肝氣鬱結的症候。

中醫認為「腎藏精」，對女性激素起到至關重要的作用，患者初潮時間太遲，說明先天腎精不足；加上結婚太早，更容易耗傷腎精。同時「肝藏血」，而腎藏之精與肝藏之血是同源關係，中醫還特別強調了肝與月經的關係，認為「女子以肝為先天」。說明人體精血的充足與否，對女性月經的來潮，有著密切的關係。但是這個精血的排泄，則受到肝的疏泄作用的調節與控制。如果長期精神抑鬱、情志不舒、煩躁、易怒等，一方面會影響精血的產生，另一方面將直接影響到精血的正常排泄，導致月經異常或閉經。

該患者腰疼膝軟、疲乏易累、怕冷等症狀即是肝腎不足的表現，而頭疼心煩、失眠易驚，且有溢乳現象則表明其肝氣鬱結、情志不暢的特點，因此在治療上就要先解其鬱，兼清其熱。

我給她開了藥，服藥二十劑後，症狀有好轉，頭疼心煩之症消退，泌乳現象消失，並且行經一次；我又開了滋補肝腎的方藥，她的月經逐漸恢復正常。該女子欣喜不已，說自己終於有了做母親的希望。

在服藥期間，我根據病情給了她一些小小的配合治療的方法：甲魚一隻，瘦豬肉一百克，共煮湯，調味服食，每天一次，每月連服數天。另外在服藥後期可以飲用常春酒，製法也很簡單，取山萸肉一百克，枸杞子二百克，好酒一千五百克，將兩味藥搗碎，裝入瓶中，用酒浸泡七天即成，每次空腹飲一～二杯，每日三次。還有一個辦法，就是經常按摩天樞、關元、合谷、三陰交、腎俞等穴位，這對閉經的治療和康復是非常有效的。

寒濕阻絡使血瘀，秘方煮了雞蛋吃

我曾經遇到過一位患者，三十一歲，結婚四年，停經五年，還沒有生過孩子，經常感覺手腳冰涼，小腹冷痛，怕冷，渾身無力，吃飯不香，白帶量多清稀。我問她住在哪裡，家鄉是哪兒的，做什麼工作？她說以前在南方老家生活時，經常在月經前後，甚至月經期間水裡勞動，再加上居住的環境也很潮濕，當時以為年輕沒什麼，能扛得住，結果現在是年紀不大也落得一身病。

她這是寒濕阻絡，寒凝血瘀引起的閉經。中醫認為血「得熱則行，得寒則凝」，如果本身機體的熱量不足或是長期受到外界環境的寒冷刺激，都可以引起臟腑生理功能下降，氣血運行不暢，而引起閉經。特別是行經期間，機體相對處於虛弱狀態，外界的邪氣就很容易乘虛而入，她又經常在水裡勞動，能不出毛病嗎？所以在治療上要溫經散寒，行血除濕。我針對病情給她開了藥。

我給她推薦了幾種既可以預防又可以治療的小方法，用艾葉九克，生薑十五克，雞蛋二個，加水適量，放入砂鍋內同煮，蛋熟後去殼取蛋，再煮一會兒，調味後把湯喝了，把蛋吃了，每天一次，每月連服五～六次。還可以用生薑、大棗、紅糖煎水代茶飲。

該女士服藥半年後月經恢復正常，並在第十個月順利懷上孕，後來生了個大胖兒子，全家人感激不盡。

乳癰腫痛不犯愁，幾味藥兒敷和飲

乳癰，也是婦女常見的一種乳房疾病，常見於產後婦女。從經絡關係上說婦女乳頭屬肝，而乳房整體又隸屬陽明（胃經），所以從經脈上說，乳房疾病多與肝經、胃經關係密切。一般產婦在孕期就顯得嬌貴，各臟腑功能也比較旺盛，所以中醫說孕婦產前大多體質偏熱，因為有熱就容易經常發脾氣動火，導致肝氣過盛，久而化熱，再加上一般的家庭都認為產後要吃大補之品，導致消化不良，產生蘊熱。這種肝氣過盛和蘊熱就會引起肝、胃二經的運行不暢，於是就發生氣血凝滯，導致乳絡阻塞，一阻塞就會疼痛。久則氣血腐化成癰。乳癰一般分為鬱乳期（初期）、成膿期（中期）、潰膿期（後期）。下面就給大家說一個乳癰初期的病例。

陳姓女子，二十七歲，產後十二天，由於飲食不當，吃了過多辛辣肥膩的東西，結果導致體內積熱隨經脈而瘀滯乳中。導致乳汁分泌不出來，嬰兒吃不成奶，成天餓得哭鬧，大人也是心煩意亂，結果沒幾天左側乳房就有腫塊出現，疼痛發紅，就找我醫診。我給她開了清解消散的藥方，服藥五劑後熱退腫消。

乳癰初期可以用下面這個方子治療，用橘葉二十克，大瓜蔞一個（切碎），荊芥九克，連翹十二克，浙貝十二克，甘草節十克，赤芍十克，水煎服，一般三～五劑。如果身體發冷，就把荊芥加至十二克，發熱的則加僵蠶十克。以上藥物，用水二百五十毫升，先浸半小時，再以文火煎半小時，倒出藥液後加水適量，第二煎煎二十分鐘。將兩煎合勻，趁熱服一半，喝完藥就臥床休息，根據氣候冷暖調節衣服，以快要出汗而沒有出汗為度。

前面我們說了內消的方法，對於乳癰初期，也可以用外消貼敷法。桃仁三十克、青黛十五克、樸硝三十克、蜂蜜適量，將前三味藥放入蒜臼內或粗瓷碗中，以木杵搗爛，再加入蜂蜜同搗，成為稀膏狀，攤於紗布上（以乳房紅腫部位大小為

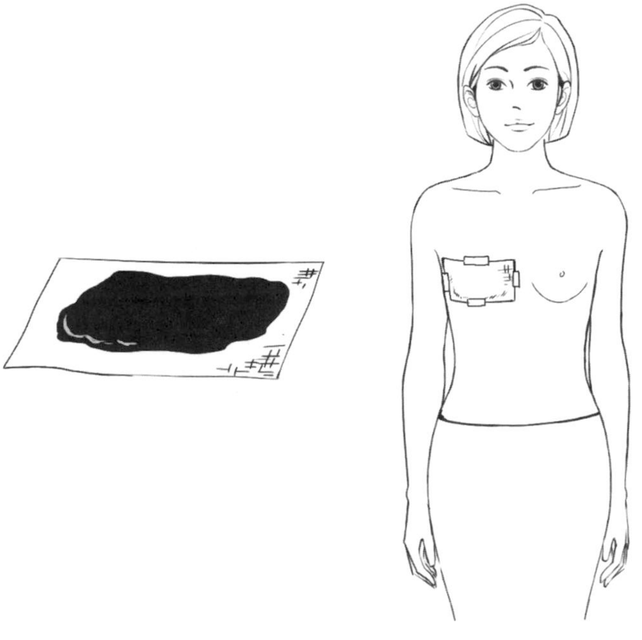

準），先將患部洗淨，然後將藥膏貼於患部，外以橡皮膏固定，一～二日一換，連貼五天為一療程。

大家不要等到身體有毛病了才知道愛護自己，平時就要注意預防和調理，尤其是產婦，在飲食上一定要忌肥甘厚膩，不要貪一時的美味。還要注意保持乳頭的清潔，及嬰兒口腔清潔，不要讓嬰兒口含乳頭睡覺，產婦自身要保持良好樂觀的心態，這樣，母嬰平安，全家得福。

遠離「天下第一痛」——三叉神經痛的根治方法

三叉神經痛發作於面部的三叉神經區周圍，號稱「天下第一痛」。就因為它發作起來如刀割，似電擊，甚至微風拂面也讓人疼痛難忍。很多患者都說三叉神經痛，「痛一次終身難忘」。

曾經治療過一位患者，男，六十五歲，是個退伍軍人，來就診時痛得話都不能說，都是以書寫的方式來和我交流，體型偏瘦，面色發紅，沒有精神，他告訴我他左邊的臉一陣一陣地抽痛。經過我們的「談話」，得知他還有高血壓、氣管炎等病史。

很明顯，折磨這位患者的病就是三叉神經痛，也就是人們常說的偏頭痛。頭為諸陽經脈彙集之所，就經脈分布來說側頸部屬於少陽膽經，包括太陽穴及耳前部位，同時就面部屬於陽明，包括唇周、牙齦面頰部（即頰車穴附近）。所以三叉神經的分布，恰恰就屬於中醫少陽與陽明的經脈走行部位。

中醫在治療時講究巧用引經藥，所謂的引經藥，就是要把有效治療的藥物，引導到特定的某部位，比如說，柴胡、川芎就是少陽經引經藥，白芷是陽明引經藥。說白了，引經藥就像領路的導航員。除此之外，頸部又受到精、氣、血的濡養，所以又與肝腎功能密切相關，所以不管我們的身體哪裡出了點小差錯，就會影響頭部。加上這位病人年紀比較大，肝腎脾胃的功能都有所下降，運化濡養的機制也不是太好，肝藏血，腎主精，這兩個要是功能失調或受風寒、風火的影響，清竅就會失去濡養，經脈就會不通，進一步引起三叉神經痛。我給他講了他得病的原因，並根據他的年齡病情開藥。像他這種情況，虛的不要過於大補，實的也不要過於疏泄，要適當地用藥，要不就會適得其反。

在服用七劑藥後，他再來的時候，精神明顯有好轉，也能說話了，並告訴我頭部不是陣陣地痛了，疼痛間隔時間變長，痛感也減輕了。我又根據他的病情開了清瀉脾胃之火的藥方，並告訴他調換藥方的理由。這位朋友因為病情的好轉，十分信任我，笑著說我讓他吃什麼就吃什麼。

三診的時候，又綜合全域，將方藥調成滋補肝腎，調脾瀉胃疏風定痛之方。

二十天後再來看時，這位病人的疼痛已經完全控制住了，在刷牙、咀嚼等動作的刺激下也不發痛了。追訪半年，沒有再復發。

患有三叉神經痛的病人，平時可以服用天麻二十克，全蠍八克，白芷十五克，細辛五克，防風十五克，川芎十克，羌活十克，麝香零點五分，上方共為細末，每次服用二～三克，每日三～四次，除服用藥物外，還可以大拇指或食指，按壓穴位，如合谷、外關、太陽、風池、頰車、翳風、聽宮等也可以起到緩解疼痛的治療效果。

導致男子不育的五大原因

《黃帝內經》中說，「二八，腎氣盛，天癸至，精氣溢瀉，陰陽和，故能有子」。說的就是男子到了成人階段，促進生長和生殖機能的物質旺盛，產生精液，男女和合，始能孕育。這句話裡也講述了腎氣對於男子生育的重要性。而腎虛則是不育症的重要原因。但是對於男子不育的調養，一味地補腎也是不妥的。例如補腎時，只知「呆補」，就是不管脾胃功能如何，就吃熟地、肉蓯蓉之類的滋膩陰柔的藥品，脾胃如果消化吸收不了，不但補藥的藥效沒有，反而損傷脾胃。還有一種「騾補」，就是一看到腎陽衰微，就服用鹿茸等辛溫乾烈的補藥，導致相火上亢，損傷陰液。第三種就是「蠻補」，不管病人本身的體質稟賦，用「五虎群羊，牛鞭海馬」大補特補，結果欲速則不達。

所以對於男子不育，一定要區分具體的情況來進補，不能一味蠻補。同時還要時刻保護脾胃，不能為了補先天而損後天，這也是宋代醫家孫兆提出「補腎不如補脾」觀點的原因所在。陳士鐸在《辨證錄》中提出男性不能生育，有六大原因：一精寒；二氣衰；三精少；四痰多；五相火盛；六氣鬱。我參考陳士鐸的理論，用於臨床中，多年來在治療男子不育症方面，取得了滿意的效果。

四肢發冷，腰膝痠軟——精寒不育煲湯飲

精寒，主要是先天體質差或腎陽衰弱導致人體火力不足，營養物質不能氣化，致使精液清冷而不能種子，腎陽虧虛，則會導致精子活動力差，存活率低下。

我治療過一個男性患者楊某，三十一歲，結婚五年來，一直沒有生孩子。據他介紹，經常夢遺早泄，陰莖勃起不堅，失眠多夢，怕冷畏寒，手腳冰涼，腰膝痠軟。當時去過海澱醫院檢查，說精液不能液化，精子活動力遲緩，死精子占二〇％。我給他診斷，確定是命門火衰，導致腎陽火力不足，以致精子活動力遲緩。治療的時候，以補命門、助腎氣為主。

可以用肉蓯蓉十克，巴戟天十克，仙靈脾十克，仙茅十克，菟絲子三十克，乳

鴿一隻，調料。

對於此類不育症患者，可以配合隔薑灸治療，穴取命門、腎俞穴、太溪穴，各灸三壯（或者十分鐘左右）。命門穴是先天之氣蘊藏所在，人體生化的來源，生命的根本。命門之火體現腎陽的功能。配伍腎俞穴和太溪穴，對於治遺精、早泄、腰脊痠楚效果顯著。這位病人兩個月後去醫院檢查，說精液已經轉為正常了。

小腹脹痛，食欲不振——精少不育歸脾湯

因為精少導致不育的男子，一般多是脾腎兩虧。先天之精稟受自父母精血，是生命的源頭。但是人出生離開母體之後，就需要後天營養物質的養護。脾胃虛弱，飲食不振，就會導致營養物質不足。後天的水穀之精就無法充養先天腎精，最終造成脾腎兩虛。調理的方法，首先要健脾和胃，等到脾胃功能正常了，才宜補腎。如果不顧脾胃的吸收和消化能力，單純直接補腎，就屬於「虛不受補」了。

我治療過一位姓崔的男性病人，說自己結婚四年，妻子沒有懷孕。精液檢查，質清稀，精子計數一百五十萬，精子成活率四〇%。他向來脾胃虛弱，食欲不振，小腹脹痛，打嗝連連。晚上夢多，心煩急躁，容易疲倦，稍微一動就出汗。

這是比較典型的脾腎兩虛兼挾情緒煩躁的症狀。故擬先調理脾胃，於是用歸脾

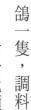

湯加減。一個月後，病人說食欲增加，睡覺安穩，精神也好了很多，這說明他脾虛胃滯的症狀已經改善了。但是其他的如腰痠腿軟等腎虛的症狀還在，於是用紫河車、龜鹿二仙膠等藥品平補腎陰和腎陽。又過兩個月後，化驗精子，已經完全正常。

身體發胖，口黏舌胖大——痰濕不育六君子湯

這種不育症，多發生於形體偏胖的痰濕體質。痰是由濕邪凝聚不散而成的。中醫所說的痰，除呼吸道經呼吸而排出的狹義的痰之外，還有許多廣義的痰的意思。這裡的痰或痰濕，指形體肥胖脂質偏多，而壅塞於產精或輸精管道，或指結節、症瘕等物。這類物質的沉積壅滯，阻塞精道就易導致小腹下墜，陰莖脹痛，陽痿或者勃而不堅。痰濕像膠著的油脂一樣，充斥人體，同時也瘀阻了精道，讓精液無法排出。治療的準則是健脾、消痰，再配合軟堅通竅、活血逐瘀的藥品，通其壅滯。

曾治療一位男性病人張某，結婚兩年沒有生育。他的體型比較肥胖，平時稍一運動，就大汗淋漓，胸悶氣短。平時肢體沉重，頭暈目眩，口黏口乾。老感覺喉嚨裡有痰，但是又咳不出來。他的精液檢查結果是黏稠度（＋＋＋）。這就是因為痰濕鬱積而化熱，阻礙了氣機的正常疏泄。治宜祛濕，化痰，輔助以活血祛瘀。

用六君子湯加杏仁、杷葉、黃芩、茵陳。平時讓患者用茯苓十克，橘紅五克，

橘絡五克，生苡米十五克，浙貝六克，加粳米五十克，煮粥食。只要身體的內部環境陰陽平衡，渠道暢通，自然腎氣旺盛；精道暢通，液化正常，孩子自然很快就會來臨。

性情煩躁，容易發怒——相火盛用雙柏煮花生

自然界的太陽有巨大的能量，人體中也存在類似的熱能與動能，以維持人體的體溫和機能活動，中醫把這種生理功能稱之為「火」，並把這種火按其生理功能分為兩類，一類稱「君火」，一類稱「相火」。心火就是君火，肝腎兩臟的火是「相火」，兩者共同組成人體生命之「火」。相火也是一種激發人體生理功能的動力，似乎多與人體荷爾蒙相關。相火過旺，常常導致性欲過強，陰精告匱，容易產生血精，精子死亡率也高。相火盛的人，往往性情暴躁，容易發怒。火旺則心腎不交，晚上多夢或夢中性交、夢中遺精。

一位吳姓病人，三十歲，自述說婚後六年未育。他婚前曾因為淋雨引起惡寒發熱，治療後，發燒退了，但是此後就變得心煩易怒，晚上夢多，有時煩躁難安。陰莖紅腫，小便短黃，大便三日一行。他這種症狀就屬於心腎不交，相火偏亢。治療法則就是滋陰降火，交通心腎。調治四月後，他的妻子受孕。

對於有類似症狀的讀者，可以把雙柏煮花生米當零食吃。

原料：花生米二百五十克，柏子仁十五克，知母、黃柏各十克，精鹽、蔥段、薑片、桂皮各適量。

製法：將花生米去雜洗淨，放入鍋內。柏子仁、知母、黃柏揀淨，用紗布包好，加五百毫升水，煮半小時，去藥。加花生米、蔥段、薑片、桂皮，旺火燒沸後，改為小火燜燒至熟，加入精鹽再燒一段時間入味後，即可起鍋食用。

花生被稱為長壽果，是滋補益壽之佳品。柏子仁性平味甘，是養心安神、益脾潤腸常用之品，知母、黃柏滋陰，直清相火，與桂皮相配，這就是李東垣的名方「滋腎通關丸」，能清下焦相火、濕熱。這個零食對於心腎失交導致的失眠也有很好的療效。

性情孤僻，精神抑鬱——氣鬱不育菊花雞肝

氣鬱不育症的患者，一般都性情孤僻，精神抑鬱。病機是由於肝失疏泄，不能條達。中醫認為「肝主筋」，即筋脈的強勁柔韌，與肝相關，還認為「筋者聚於陰器」，即男性生殖器為筋脈集聚之處。再有從經脈循環行部來說，肝的經脈，經過小腹，繞過陰器，所以如果氣鬱傷肝，由於精神因素，孤僻消沉，不僅直接影響內分泌

系統，導致荷爾蒙系統分泌紊亂，或可造成性欲減退，精子生成障礙，同時筋脈得不到濡養，陰莖也就萎弱無力，房事時自然舉而不堅，所以影響生育。

此外，肝鬱時間長了，就會聚蘊濕熱。濕熱鬱蒸，精子的死亡率自然就高了，同樣會造成不育。我曾經治療過一個肝鬱脾虛、濕熱下注導致結婚三年不育的病人，也是一例以疏肝解鬱，清泄肝膽濕熱而成功的病例。

氣鬱不育症，可以通過調理氣機疏達情志來治療，所以平時也可以喝橘皮粥。用橘皮十克，合歡花十克，粳米一百克，加清水煮至粥將成時，加入橘皮，再煮十分鐘即成。橘皮粥具有理氣健脾的功效，能調理人體氣機。

另外還有一個菊花雞肝湯，也非常適合氣鬱化熱病人。在沸水中加入料酒、薑汁和食鹽，隨即下銀耳十五克，切片雞肝一百克，燒沸，撇去浮沫，待雞肝熟時，調味，再入菊花十克，茉莉花五克，稍沸即可，佐餐食。本品具有疏肝清熱、健脾寧心的功效。

男子不育症病因，雖非一端，但主要是房勞傷腎；或思慮傷脾；或先天不足，生理有缺，影響輸泄。因此，除用藥物、針灸等治療外，尚宜節房事，保葆真元，加強鍛鍊，合房宜時，自可不藥有喜。

益氣健脾治結石，飲食習慣要節制

膽結石，從中醫上來講是因為膽鬱氣結、濕熱蓄積，煎灼成石。這個病的治療一定要盡早，否則會漸積而大，鬱塞壅滯發為黃疸，我的學生曾經主診過一個膽結石患者，患者入院以來持續高燒不退。我的學生看他年紀又大，體質又弱，為了慎重起見，打電話叫我過去看看。我到醫院時，因為情況緊急，學生邊走邊給我講述他的病情，原來他的膽結石已接近雞蛋大小，患者是江南人，愛吃甜食。聽學生這麼講述，我大概明白了他為什麼持續高燒不退。原來是他膽氣鬱結、濕熱熏蒸，加上愛吃甜食。事實上，甜食會使痰濕容易滋生，而痰濕鬱久則會化熱而加重病情，給治療帶來很多難點，如濕熱鬱久，則熱鬱濕中，不易散發出來，濕熱交蒸導致高燒。

我給他開了一個清熱祛濕的處方，高燒很快退了。我的學生建議他趕快做手術，但他說自己已年老體弱，不願做手術，再加上我用中藥為他治好了拖了半個月之久的高燒，堅持要我用中醫給他治療膽結石。雖然他高熱已退，但因他體內元氣虛弱，中氣不足，排石無力，我用益氣健脾排石法為他治療，既能扶其正氣，兼以排石。

膽結石，主要跟體內肝膽疏泄不通，脾運功能失調有關。肝與脾需要相互協調合作，肝疏泄順暢，氣也不會鬱結、濕熱也不會堆積，更不會煎灼成石。中醫治療膽結石的藥都是寒性的，清熱祛濕效果雖好，卻很容易傷脾陽，因此，在治療膽結石的同時要注意益氣健脾。經過一段時間的調理，他膽內的結石已經完全排出。這七年來，我一直都會打電話問他的情況，目前，他的體質已經好轉，脅痛再也沒有復發，脅下也沒有能摸到的包塊，而且還一直在堅持工作。

輕度的膽結石，可以通過食療來溶解結石。如喝雞骨草紅棗湯來清熱解毒，舒膽散結。雞骨草六十克，紅棗十枚，加清水三碗煎至一碗，去渣飲用，一日一次。

還可以用玉米鬚泡茶飲來治療膽結石，玉米鬚五十克，加水煎湯飲用，可隨時隨量地喝，它能促進膽汁的分泌，促進溶解排石。玉米鬚是一味良藥，不但能利尿降壓降血糖，還能止血利膽。

膽結石這種病如今越來越多地困擾我們的生活，這是由於環境污染、各種高油脂快餐充斥在人們日常生活中，成為影響健康的定時炸彈。尤其是高油脂的食物，很容易促使肝膽出現疾病，精神抑鬱，嗜酒過度、重口味的人很容易誘發膽結石這類疾病。還是那句話，想要健康，就必須養成良好的飲食習慣。

神清氣爽不求人——四招改善頭痛症

曹操英雄一世，半輩子受頭痛的折磨，急躁的性格以及幾次決策失誤，也多少與頭痛有關。這頭一痛起來，讓人恨不得撞開腦殼，所以歷史上曹操的頭痛是華佗用針灸治療的，而到了小說《三國演義》中，卻變成了需要開顱取風涎。

有些頭痛的原因容易找到，例如感冒發燒頭痛，燒退了，頭痛自然止住了。還有一類頭痛，往往遷延日久，而到醫院做ＣＴ、腦電圖檢查，醫生都說結果正常。對於這一類頭痛，不可一味使用鎮痛劑。鎮痛劑雖然能暫時緩解疼痛但很難根除疼痛，所以需要找到病源，治病求本。

滋陰二制首烏湯，陰陽失衡不犯難

人體的精神活動。「不著色象，謂有何有，謂無復存」，說它有，又無法具體指明在哪兒，說它無，又是確確實實存在的。精神活動也有其物質性的一面，它的生理基礎就是精與氣，所以中醫把精、氣、血神稱為人之三寶，而精與氣是外在精神活動的物質基礎，所以過度的精神活動也會消耗精、氣這些物質。中醫認為腎主藏精，精可生髓，而腦則為「髓之海」，是彙聚之所，我們的整個神經系統交會於此。

我們平常說「精髓」，這「精」和「髓」都是人體最重要的物質。如果房事不知節制，傷及腎精，以致髓海得不到腎臟精氣的充養，腦的髓海就會枯少，導致腦失濡養，就會頭痛。這種頭痛發作的時候，我們感覺腦中空空地悶痛，纏綿不已。這就是髓海空虛的頭痛。

隨著年齡的增長，中年後腦細胞逐漸減少，腦萎縮，而腦中髓海不足。加之機體整體陰陽失衡，精神稍有過用則會造成頭痛。除時或頭痛外，還可見其他的一些症狀，如頭暈目眩、耳鳴、盜汗失眠、遺精帶下等。同時還有手腳心發熱，腰膝痠軟或肢體震顫等。

治療可以用「二制首烏湯」來滋養精髓。處方：女貞子、旱蓮草、何首烏各十二克，桑寄生十五克，枸杞子、菟絲子、懷牛膝、雙鉤藤、炒白朮、炒麥芽各九克。

平時也可以喝枸杞鉤藤茶，用等量的枸杞子和雙鉤藤，洗淨後用水浸泡半小時，加入適量的水，先煮枸杞半小時，再加入鉤藤，煮十分鐘即成。用藥湯泡綠茶喝。枸杞子能夠滋補肝腎以精養髓，用雙鉤藤平肝陽以鎮頭痛。

中醫講「善補陰者，當於陽中求陰」。什麼意思呢？人體是一個無限複雜的生命體，不是冷冰冰的機器，陰和陽既是互相剋制，又是互相化生的。所以我們說「孤陽不生，獨陰不長」，這就是「陰得陽生而泉源不竭」。即欲補其精微物質，可先通過增強其機能活動以達到其目的。如果一味補陰，往往適得其反。

我們前面也不斷提到，滋補的時候，都要時時注意保護脾胃，脾胃不能吸收的補藥是沒用的。補陰的藥品，往往陰柔滋膩，不容易吸收，反易礙胃困脾，所以我們還可以做一個菟絲白朮粥當早飯。把菟絲子五克，炒白朮五克用冷水浸泡半小時，加水二千毫升煮沸二十分鐘，去渣，把藥湯和粳米一百克一起熬粥，可以早晚都吃一碗。菟絲子既能補陰，又能助陽，助陽而不燥，補陰而不膩；炒白朮能防止補陰藥品滋膩傷脾，互相配合，所以效果很好。

自創溫陽通絡飲，針對晨痛夜晚止

一九七七年我治療過一個非常典型的脾腎陽虛頭痛病人，他姓張，當時四十三歲，是一位幹部。他的頭痛發作起來非常準時，早上七點開始發作，到晚上九點就好了。這位病人自述說頭痛已經十三年，一九七三年以來病情加重。發作的時候，脖子以上整個頭部都發脹疼痛，連脖子都不敢動。一痛起來，不能看書，不能參加會議，怕發火，只想一個人安安靜靜地待著。

我再問他其他有什麼不舒服的，他也果然有脾腎陽虛的症狀，如食欲不振、小肚子冷痛、腰痠背痛、夜眠多夢易醒等。為了這個頭痛病，他也曾四處尋醫，全國跑了個遍，中藥、西藥、針灸、拔罐都試過，但是都沒有明顯的效果，到點頭痛該發作了，吃藥也沒用，到點該停止了，不吃藥它也自然會好。這個頭痛就屬脾腎陽虛引起的，我用自己創製的方藥溫陽通絡飲給他治療。處方：太子參、炙黃芪、熟地黃各十五克，炒白朮、菟絲子、淮山藥、當歸各十二克，川芎九克，川附片（先煎）六克，細辛三克，蜈蚣三條。每日一劑，水煎早晚分服。調理兩個月後，所有症狀全部消失，困擾了他十三年的頭痛終於痊癒，渾身輕鬆地回老家去了。

我們人體的陽氣，最根本就是腎陽和脾陽。中醫認為脾腎的清陽之氣，具有向上輕輕升浮作用以溫煦養育頭腦耳目。《黃帝內經》說：「清陽出上竅」就是這個道理。所以脾腎陽虛之人，清晨之時恰值陽氣上升之際，而脾腎陽虛，自無升騰之力，頭目清竅失於溫養而導致頭痛。

頭痛為什麼會那麼準時呢？那是因為人體小環境和自然大環境的陰陽變化非常準時。早上陰氣收斂，陽氣外露，我們張開雙眼，大腦開始高負荷運作，需要大量的能量。但是由於脾腎陽虛，陽氣無法驅散陰翳，就像陽光不足無法驅散霧氣一樣。所以脾腎陽虛的頭痛，痛起來是那種沉悶的痛。而到了晚上，陽入於陰，脾腎陽虛的症狀就不那麼明顯了。

對於這類頭痛，平時可以喝黨參黃芪菟絲茶。用黨參十克，黃芪十克，菟絲子十克，洗淨後用水浸泡半小時，加入適量的水煮沸半小時，用藥湯泡紅茶喝。

肝氣鬱結引頭痛，香柴枳朮湯來送

還有一種頭痛，是由於肝鬱氣逆造成的。平時如果有了情緒卻強行壓制下去不讓它發泄出來，就很容易導致肝氣鬱結。鬱久則肝氣沖逆於頭部而引起頭痛，這種頭痛多表現為脹痛，甚則頭痛如裂，頭痛部位一般是頭兩側或者前額疼痛。同時還會有心煩易怒、失眠多夢的症狀。

五行上來說，肝木剋土，就是說人體精神因素表現得過於強烈或抑鬱難伸，都會造成脾胃升降失調，出現下痢或便秘，這種下痢或便秘多因精神緊張、鬱怒不暢等精神因素而誘發，所以在上則表現為頭痛；中則表現為胃脘停滯；下則表現腹瀉或便秘，同時往往伴有食欲不振、打嗝連連、胃痛胃脹的毛病。

一九八三年我治療過一位二十九歲的女士，她在一九八〇年產後第七天開始頭痛，先是前額疼痛，然後是頭兩側交替疼痛，一直持續了三年，月經前症狀加重，同時有噁心嘔吐的症狀。一九八一年三月，因為生悶氣，突然雙目不能視物。西醫院診斷為「原田型葡萄膜大腦炎」，吃了一些西藥之後視力有所好轉，但是依然每天頭痛。她平時喜歡一個人生悶氣，一生氣就胃脹便秘，晚上失眠多夢。

我給她用香柴枳朮湯（香附、柴胡、枳殼、白朮）調理了三個星期，所有病症都消除了。對於這一類頭痛，平時可以用一葉雙花散，桑葉四克，菊花四克，玫瑰花四克，沏茶作飲。桑葉、菊花可涼肝疏風，明目止頭痛，玫瑰花疏肝解鬱，調節情志。

有一句俗話說「男兒有淚不輕彈」，還有一些人性格內向，經常情緒壓抑而不宣泄外露。中醫講的肝，有調節情志的作用，主疏泄，厭惡抑鬱。有了情緒不發泄出來，就像是把一棵樹的樹枝和樹根都用繩子捆綁起來了，讓它無法舒展條達，從中醫來說，這就是肝氣鬱結。所以我認為「唯大英雄能本色」，從養生角度來說更加有道理。調節情志，首先要放寬心胸，但是如果有了情緒，千萬不要長期抑鬱煩悶，以免傷害了身體。

頭腦昏蒙舌頭麻，夏蒲礞石湯代茶

腦，是人體最高指揮部。成年人腦重約一千五百克，僅占體重的二％～三％，但在其進行生理活動時，卻占據了由心臟排出血量的二〇％，腦組織耗氧量占全身消耗氧量的二〇％～三〇％。中醫認為腦為元神之府，依靠清陽之精氣的滋養，才能使頭腦思維敏捷，神識正常，對身體各部位傳來的信息才能發出正確的指令。但有一種痰濕壅盛之人，阻礙了清陽之氣的溫養，使痰濁害清，極易染上痰濁上蒙型頭痛，腦袋昏昏沉沉的，頭痛頭重，同時還有胸悶、胃脘飽脹的表現。平時感覺舌頭麻木，連說話都說不利索，總感覺有痰堵著。

這種頭痛往往平時飲食不節，喜歡吃甘甜肥膩的食品，過量飲酒或者濃茶，導致脾胃運化功能失調，水液代謝異常，淤積體內變生痰濁。阻礙了清氣的上升，就像烏雲蔽日一樣，於是腦袋就昏昏沉沉地痛。

一九七六年我診治過一個三十八歲的朝鮮族幹部，犯頭痛病已經有八年。一九六九年，他的頭部受傷之後，一直頭痛，晚上失眠多夢。由家屬陪同到北京來治療，患者體態肥胖，行走不穩，手足顫動，舌頭麻木，連話也說不清楚。他的家屬也說，他平時喜歡吃肥膩的食品，還愛喝酒抽菸。這種就是痰濁上蒙頭痛。他平時的飲食習慣導致痰濁淤積在體內又受外傷的損害造成痰濁瘀血內停，神明不聰，治療擬以化痰開竅為法則，所以我自擬了夏蒲礞石湯來治療。他的病情已經比較複雜，一直調理了一個半月才痊癒。

這一類頭痛，平時可以用：天麻十克，苡仁三十克，陳皮九克，枳實九克，茯苓十五克，杏仁九克，煎汁代茶飲，亦可做成粉末劑，每服三克，一日三次。夏蒲礞石湯是我治療痰濁頭痛的經驗方。痰濁內生乃脾胃運化失常所致，故方中用白朮、雲苓、陳皮健脾祛濕，以治生痰之源；《脾胃論》說：「足太陰痰厥頭痛，非半夏不能療。眼黑頭旋，虛風內作，非天麻不能除。」故用半夏，天麻與上藥相配，補虛以治其本；痰濁上蒙清竅，諸症蜂起，故用礞石、菖蒲、遠志滌痰開竅以治其標。濁痰久鬱有化熱之勢，佐加黃芩以清其熱。諸藥相合、共奏健脾祛濕、化痰開竅之功。

冠心病：只要脾胃稱心，身體自然如意

每年入夏以來，報紙上和生活中都經常聽到有人猝死的消息，他們還很年輕，一個個曾經顯赫的名字在生命的黃金時期離世而去，讓人感嘆生命的脆弱。

八〇％以上的猝死是由於冠心病造成的，所以冠心病被稱作「人類生命第一殺手」。其實冠心病猝死並不是沒有先兆的，例如平時容易疲勞，心慌心悸，胸悶、胸背疼痛等，都需要引起人們的警惕。尤其是身體強壯的中青年，往往忽視身體的警告信息。

冠心病雖然是心臟病，但是其病根卻與脾胃有著不可分割的密切關係。很多冠心病病人都會有這樣的印象，心絞痛一發作，往往胃部也會疼痛，這就是心脾相關的一個反應。我在二十世紀七〇年代的臨床實踐中發現，許多冠心病患者在飽餐後、陰雨天或者腹瀉時，容易出現心絞痛。我就依據病人的具體症狀，用調理脾胃的方法來治療冠心病，都取得了很好的效果。又經過了二十多年的臨床驗證和不斷完善，逐漸形成了成熟的方法。為了驗證這一方法的有效性，從一九九一年到一九九三年，由廣安門醫院組織，聯合十家省市級醫院共同對三百例冠心病患者運用調理脾胃法治療的效果進行了驗證，結果顯示總有效率為九五．三％，而且這種方法對冠心病病人的高血壓、高血糖、高血脂也有顯著的改善作用，這個項目也獲得了國家中醫藥管理局科技成果二等獎。

引起冠心病的原因很多，天氣的寒暑氣溫變化、飲食失調、情志不遂、年老體虛等，都會引起冠心病，但是胸中的陽氣大衰，邪氣乘虛而入，痺阻氣機則是本病共同的發病機理。胸中的陽氣又叫宗氣，是心肺功能的總概括。宗氣是由肺從自然界吸入的清氣與脾胃生成的水穀精微相互結合而成的，宗氣的作用之一是幫助心臟推動血液的運行，而脾胃是氣機升降的樞紐，人體的各個部分都受到脾胃升降調節，才能正常地運行，所以說，脾胃為宗氣之源，血液運行的正常與否，又與脾胃的健運有關。

有些冠心病病人認為只要吃點活血化瘀的中藥就行，這是不對的。冠心病的發病部位雖然集中在小小的冠狀動脈上，但是從中醫的整體觀念出發，我們也需要根據不同的體質和發病特點，根據身體不同的「陰陽偏盛偏衰」通過調理脾胃，讓身體恢復「中」和「平」。

胸部隱痛，宗氣不足

血液從心臟泵出，通過動脈灌溉全身，其中有一分支是灌溉心臟本身的血管，這就是冠狀動脈。冠狀動脈環繞心臟恰似一頂王冠，冠狀動脈管壁出現粥樣斑塊，管腔狹窄堵塞，形成冠心病。冠狀動脈為什麼會病變呢？這就要從脾胃中尋找病因。

「宗氣」貫注於心脈，幫助心臟運行氣血。如果宗氣生成不足，則推動血液循環的動力減弱，也會造成血脈瘀滯，同時心臟搏動就無力或者節律失常。宗氣不足的根源，又在於「中氣」，「中氣」指脾氣，因為脾胃居身體中央，所以脾氣又稱中氣。如果脾胃薄弱，平日食欲不振，或腹脹不舒，則後天營養物質的化源不足，自然會氣力不足，其實過去「氣」這個字的繁體寫法，即「氣」，說明氣的生成是由其中的穀物（米）化生的，因此調脾胃暢化源，自然間接地增強了宗氣的作用，即促進了血液循環，可以改善心血瘀阻而引起的胸痛、胸悶、心慌、氣短無力、易驚等。

我治療過的冠心病人中，有將近一半是屬於宗氣不足，心絞痛發作起來，往往是隱隱作痛，時作時止。平常飯量偏小，說話沒有力氣。動一動就出汗，活動稍劇則誘發疼痛加重。面色萎黃，容易拉肚子，舌體胖大，有齒痕。治療的法則就是健運中氣。平時可服用一些西洋參、山楂丸或參苓白朮散等健脾益氣的中成藥。

胸部刺痛，血不養心

一九八六年十一月，我治療過一個趙姓婦女，當時四十七歲，陣發性胸部隱痛兩個月了，西醫確診為冠心病心絞痛，心房纖顫。在醫院治療了兩個月，沒有效果，就來到我這裡就診。她的左側胸部隱隱刺痛，呈陣發性，每天發作兩三次。平時也感覺胸悶心慌，有時自己感覺心臟劇烈跳動，頭暈，容易受驚。同時氣短乏力，食量下降，飯後腹部脹滿，下午時尤其如此。

她的這個冠心病就是由於氣血不足，心失所養造成的。氣血不足，在脈道中的運行就不能順利。一般情況下人們往往會去服用一些活血化瘀、疏通經絡的藥品，其實是治標不治本的。就像一條河流，水流不足也不會暢通，這個時候只顧疏浚淤泥是沒用的。根本的方法應該是「導源江河」，讓江河的水量充沛，浩浩蕩蕩，淤泥自然就無法阻止河水的運行。所以對於這種冠心病，也需要健脾益氣，養血安神。氣血充足了，營血的運行自然暢通無阻。我對這位婦女的治療，也是從脾胃入手，用歸脾湯加異功散來治療，效果也令人滿意，一個月後她的症狀都消失了。

對於氣血不足的病人，可調理心脾，用歸脾湯加減。藥用黃芪、當歸、白芍、龍眼肉、棗仁、黨參、茯苓、枳殼、生薑、大棗。如舌有瘀點，脈沉澀，瘀血症較明顯者，可佐入桃仁、紅花、川芎、丹參以養血活血；如血虧日久而致陰血俱虛，症見口乾，盜汗，夜間煩熱者，前方去黃芪，加麥冬、地骨皮；腎陰不足者，加旱蓮草、制首烏、枸杞子等。

雨天胸悶，濕濁蘊結

一九七六年五月，我治療過一位賈姓病人，男，五十一歲。自述一年來經常胸悶氣短，胸部出現陣痛，心悸，吃飯不香，每頓只能吃一百克，還有噁心欲吐的表現；稍微勞作一下就感到累，渾身無力，這樣的症狀已經持續一年有餘，曾去醫院檢查，被確診為冠心病，竇性心動過緩，房室傳導阻滯，五天前病情突然加重，就到我這裡來就診。他來的時候自己走路超過一百步，心臟就受不了。

他這是屬於濕濁蘊結型的冠心病。中醫認為體內水液代謝異常，極易引起濕濁蓄積。濕最能阻礙身體中氣的運行。就像下雨前，空氣濕度高，氣壓就低，各種氣的流動像是停頓了一樣。濕濁蘊結在胸口，導致胸中的陽氣無法舒展，就會胸悶氣短。陰雨天的時候，外界的濕氣也重，氣壓偏低，更會加重病情。

水濕的運化主要是由脾完成的，所以治療的時候也要從醒脾健運入手。我給他開了藥方，主要是健脾、芳香化濕的藥。一個多月後，各種症狀就消失了，精神矍鑠，體力充沛，走路完全不再需要人攙扶。

中醫把致病的外因歸結為風、寒、暑、濕、燥、火六大類。現代人多處居室內，冬有暖氣夏有空調，受其他五類入侵的機會大減，而濕邪獨盛。夏天該出汗的時候因為用空調導致汗液揮發不出來淤積體內。酷暑時節，人們貪圖冷氣，愛喝冷飲，愛吃涼菜。殊不知，久而久之，外則損及體表的衛氣，內則寒傷脾胃之陽，導致功能減退，而濕邪獨留，阻遏心之陽氣，誘發冠心病。

這一類型的冠心病病人，可以隨時按摩腹部的上脘、中脘、下脘、神厥、關元、心俞、厥陰俞這幾個穴道，對於治療很有益處。

另外還可以做一個藿荷蔻仁鯽魚湯。白蔻仁二克，藿香梗三克，荷梗三克洗淨，在冷水中浸泡半小時。鯽魚一條，洗淨，清除內臟，與白蔻仁一起放在瓦罐或者砂鍋中煲煎半小時。放入藿香梗和荷梗，也可放幾片新鮮竹葉，繼續煲十分鐘即可。鯽魚能平降胃氣，調和脾胃，補益五臟；藿香梗和荷梗配合，能夠調理氣機升降，很好地達到祛濕效果，再配上白蔻仁和竹葉，對於濕濁蘊結型的冠心病非常有益。

胸背掣痛，胸陽痺阻

還有一種冠心病病人，痛起來是胸背徹痛，胸悶不舒。他們往往體形較肥胖，喉嚨中有痰卻咳不出來。肢體沉重，發痠發麻，稍微動一動就感覺累。這就屬於胸陽不振、痰濁痺阻型的冠心病。中醫把人體軀幹劃分為上、中、下三個區域，胸部稱上焦，劍突到臍部，稱中焦，而把肚臍到恥骨的區間稱為下焦。所謂「焦」指熱能，比如上焦胸部，做為一個大的區域，包括心與肺，而胸部做為一個特定部位，具有一定熱能，統轄心、肺二臟，是人體陽氣彙聚的地方，用中醫術語來說胸部是清曠之區，陽氣聚會之所，如果人體胸中的熱能不足，或因過勞或因外界自然界寒冷氣候的刺激，也會誘發血脈收縮，血行瘀阻，而誘發心絞痛，中醫把這種類型稱之為「胸陽不振」或「胸痺」。在此基礎上，如果再加上其他病因，如痰濕穢濁之物，則症型更加複雜。

這種類型的冠心病病人，可以多吃薤白陳皮粥。在藥店或者是市場上買一些薤白頭和陳皮，煮粥的時候，取薤白頭八個，陳皮十克，粳米一百克，一起煮粥，也可以加點鹽調味。起到溫通心陽，改善血流的作用。

心如刀割，寒氣上逆

您可能經常聽到中醫談到「火」字，其實火有兩個概念，一個是生理之火，也稱之為「少火」，它是溫煦機體維持體溫，促進機體各種新陳代謝活動所不可缺少的，即生命之火。另一個是病理之火，稱為「壯火」的亢烈之火，它是消耗人體氣、血、津液，損害臟腑功能的邪火，如我們常說的胃火、心火、肝火等。

但是維持人體各種生理活動的生命之火，或由於先天體質或生活方式及生活環境的影響或因慢性疾病的消耗，特別是隨著年齡的增長，逐漸地衰弱下來，因為火的性質屬陽，通常又多稱之為「陽虛」。陽虛的人，面色發白而少光澤，手腳容易發冷，身體怕冷而喜溫。倦怠乏力，總是缺少精氣神。我們平時常說黃鼠狼專咬病鴨子，你越是身體火力不足，外界的寒冷刺激就越容易給你添麻煩，特別是天氣驟冷，氣溫驟降，每每易誘發疾病。所以平素心腎（君火，相火）火力不足的人，機體整體陽氣不足，一定要注意避寒就溫。因為寒冷的氣溫也是致病因素之一，可以引起冠狀動脈收縮、狹窄、血液凝滯、血行不暢。中醫說「血得寒則凝，得溫則行」就是這個道理。

在治療上就要溫陽散寒活血通脈，用藥就要用溫性的藥物，除了在用藥上，也可以試試其他的一些簡單、有效的方法。比如說寒心舒氣霧劑，裡面含有肉桂、香附等中藥成分，具有溫通散寒、理氣止痛的功效，如果疼痛發作緊急，只要對準舌下噴霧，每次噴一～二下，疼痛便可緩解，當然這只是起到暫緩的作用。

還有就是生韭汁，取生韭或韭菜根五斤，在清水裡洗乾淨，搗成汁飲用，生韭菜具有溫陽行氣，散瘀解毒的功效。傳說劉秀稱帝前，在一次逃亡中由於飢餓，就在野地裡挖了一些野菜吃，吃後精神大振，一鼓作氣打敗了敵軍，後劉秀稱帝，感謝這種野菜的救命之恩，就命名為「救菜」。就這樣，「救菜」走進了千家萬戶，沿襲到後來就變成了諧音的韭菜。

除了用藥和我說的一些小辦法，好的生活習慣也是非常重要的。無論是哪種症型的胸痛，我們都應該有一套好的、科學的生活習慣。素體陽虛的人，更要重視生活起居，避免寒冷刺激。合理調配飲食，少吃生冷、油膩的食物，多做些戶外活動，冬天要多曬太陽。

我們這樣做就是對自己負責任。愛自己了，身體才會健康起來，才能更好地奉獻社會，享受人生。

找準關鍵才能根治頸椎病

經常會看到一些人，說話和走路的時候會不自覺地晃晃脖子，手不時地揉按或者是捶打自己的頸部，從這些小小的動作就可以判斷出，可能是頸椎病惹的禍。但是在日常生活中，大家很少會在意這些，覺得只是小小的毛病而已，而其實這些症狀已經是在警告我們了，嚴重的話，會有肩部疼痛、肌肉萎縮甚至頭暈、突然昏倒等可怕的現症狀。

頸椎病起病比較緩慢，除了和年齡有關，主要就是我們生活中不好的習慣引起的。特別是一些從事特定職業的人，比如說經常伏案工作的人，活動很少，再加上不良的姿勢，趴著、一隻手托腮、一隻手拿滑鼠等，都容易造成頸椎病的發生。

頸椎病是現代醫學的病名，在中醫歸類於痺症或者是頸椎痛等。我們人體的頸部，是連接頭部和軀體的樞紐，就像是交通樞紐，身體的各個陽經經脈和臟腑氣血有如來往的車輛，都要經過頸部經絡，它是運行氣血，傳達信息，溝通表裡上下的通路，所以頸部樞紐必須保持暢通無阻，如果頸部出現了問題，就會百病叢生。

中醫認為，引起頸椎病的原因主要是外感六淫、勞倦內傷、外傷跌仆等。我根據病因，結合典型的症狀，來詳細地說明一下頸椎病的發生、發展過程及治療方法。頸椎病的發生，主要和風寒濕邪有關。從經脈來說，每每與太陽經密切相關。我們先瞭解一下足太陽經循行路線，從眼睛內角出發，經過額頭，上於頭頂，然後就經過頸部，從背、腰到達小趾外側。如果太陽經循行於頸部的經脈受到風寒濕邪的影響，或過度疲勞，就可造成該部位經絡不通，氣血運行不暢，頸部就會出現僵硬、扭轉不利等症狀。在治療方法上，就要祛風散寒除濕通絡，活血通經。

風寒痺阻，通氣血

中醫學中有一本初級教材，叫《醫學三字經》，其中對疼痛描述說：「痛不通，氣血壅，通不痛，調和奉。」就是說疼痛的原因最終歸結到經脈氣血流行的不暢，要想消除疼痛，就要使經脈氣血通暢，通則不痛。因此中醫對疼痛、麻木等的治療，並不完全著重在止痛，而重在調和氣血，通其經脈。頸椎病或因外傷或因勞損，或因自然老化，都可造成椎體異常，經脈痺阻，而產生沉重麻木疼痛。由於氣血不通暢，局部組織難得氣血溫養，所以常或伴有頸部畏風畏寒的感覺。

治療本症型的頸椎病，最主要的就是舒筋活絡、祛風散寒。這種頸椎病可以通過熱敷治療，用骨友靈搽劑、骨質寧搽劑等外搽疼痛處，並用濕熱毛巾蓋住，將熱水袋放在毛巾上熱敷二十～三十分鐘，每天二～三次。對於緩解頸椎病真的很管用，療效很明顯。

除物理治療外，還有食療的方法，比如葛根粥，做法很簡單，也不浪費時間。取原料葛根、薏米仁、粳米各五十克，生薑十克。把這些原料用清水洗淨，加水適量，先用大火煮沸，再用小火慢慢地熬成粥，加紅糖適量，食用起來味道會可口。其中葛根是一味作用於頸項背肩部的特效藥，早在約兩千年前的《傷寒雜病論》中即有記載。可以疏通頸部經脈，改善局部血液循環，緩解頸肩、背部肌肉緊張，起到去除疼痛麻木拘攣僵硬的作用。不管是物理治療還是食療，效果都很不錯，選擇其一並且堅持做好，就會收到好的治療效果。

肝腎不足，先滋補

臨床中經常有些頭暈目眩的患者，經頭部檢查卻又無異常，病人眩暈欲嘔，步履不穩，嚴重時或有輕度頭痛，一般治療又無效，最終發現卻是頸椎病的原因。

這種類型的頸椎病，中醫多辨證為肝腎虧虛型。為什麼頸椎病又和肝腎聯繫起來了呢？原來中醫認為肝主筋，腎主骨，筋有約束骨骼的作用，腎所生之精，又可化生為髓，以養骨，所以骨骼的連接固定與骨質的強健又多與肝腎功能相關聯。肝腎除了主筋主骨之外，還主藏血藏精，如果精血不足，腦失其養，就會出現眩暈耳鳴等頭部症狀。由於種種原因，特別是隨著年齡的增長，肝腎功能逐漸衰退，隨之筋腱韌帶也變得無力，不能很好地約束骨骼，在重力壓迫下，很容易使椎間隙變狹受壓，同時，骨質退化，又很易造成骨質疏鬆、骨質增生。所有這些都可以影響經脈的通利、氣血的運行造成頸椎疾病。表現在上，就可見頭暈、頭痛、失眠、煩躁等，表現在下的即可見腰膝痠軟、步行不健、走路不穩。這就是中醫為什麼把頸椎病與肝腎相連接起來的道理。

在治療上就要滋補肝腎，強筋健骨，調和氣血，疏通經脈。患有此類頸椎病的朋友，平時在飲食上可以有選擇地吃些對肝腎有宜益的食物，比如多吃些山茱萸、黑芝麻、木瓜、胡桃肉、何首烏等。可以將其中之一熬粥飲用，也可以同時熬，既可以當作美食又可以治病，一舉兩得。此外還可以用豬牛的腔骨，適當地放一些蔥薑，文火久燉，服用骨髓湯，以補鈣增髓健骨。

除了在吃的方面，還有就是多做些保健預防措施。比如按摩法，可以讓專業的按摩醫生按摩，也可以讓家人在醫生的指導下進行穴位按摩，取穴風池、缺盆、肩井、肩俞、曲池、手三里、合谷、小海、內關、外關、神門，先用滾法放鬆肩頸部的肌肉，大約需要五～十分鐘，再用拿捏的方法，施治數分鐘，其後，再用頸部拔伸的手法，隨後可以按揉壓痛點，可以根據病情的需要及患者的受力程度進行按摩。

我有一位患者的家屬，就很主動地向醫生學習按摩的手法，還專門買了張人體掛圖學習認識穴位，通過親身的實踐，不僅加快了自己親人病情好轉的速度，自己還學了本事，鄰居朋友哪裡不舒服了都找他去按幾下子。

順便提醒大家一下，在按摩的過程中，手法要輕柔緩和，不可用力過大，否則不僅使患處疼痛，甚至會起到相反的作用。

氣滯血瘀，食牛筋

中醫非常重視疼痛病的治療，一般認為初起暴痛的，大多在經；而疼痛經久治療不癒，必然會影響到血絡造成血脈瘀阻，稱之為「久痛入絡」，其實由於明顯的外傷、交通事故，或如煞車過猛等頸項強烈擺動等，也多屬於這一類型。

這種血瘀型頸椎病的治療要著重於活血化瘀，甚至加用破血止痛的三棱，莪朮，或蟲類藥物如全蠍、蜈蚣等合入疏風定痛的方藥中。

除了服用活血化瘀的藥物之外，還可採用七星針叩刺。七星針又叫梅花針，在

七星針叩刺

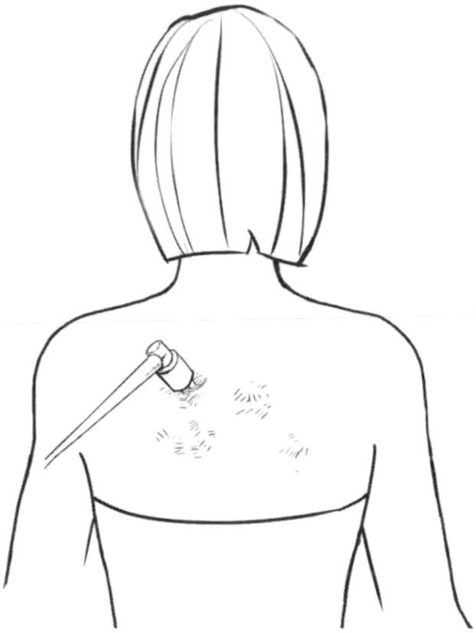

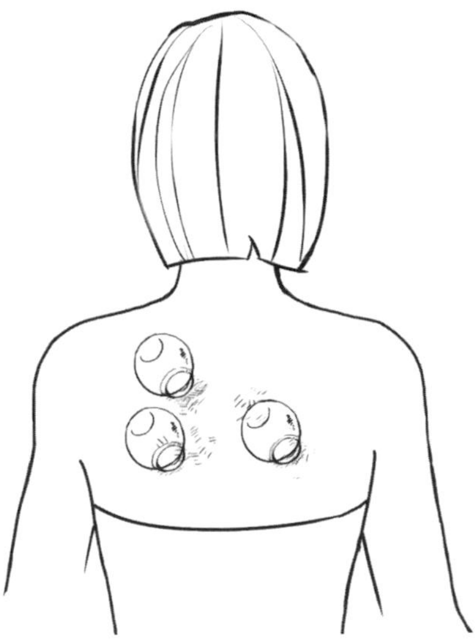

一般的藥店就可以買到，在痛處輕輕地有節奏地叩打，直至皮膚有微微的出血，然後在出血處拔火罐，會有黏稠的、色深的瘀血出來，在規定時間內，用乾淨的紙巾包住火罐口，去掉火罐，順勢把血擦淨。這些都是瘀滯的惡血，流出來可去瘀生新，促進血流循環。

平時飲食習慣也要改善，多吃白蘿蔔、柑橘、大蒜、生薑、山楂、桃仁、韭菜、洋蔥、銀杏、檸檬、柚子、金桔等；可以適量飲用葡萄酒、玫瑰花茶、茉莉花茶等。

頸椎病可以是多種疾病的根源，多是退行性病變，且是一個長期、緩慢的發展過程，並非一朝一夕形成。因此在服藥的過程中，要做到調理養護和治療並用，才能擁有健康的生活。

在這裡我教大家一個小方法，就是食用山楂牛筋湯。原料是生山楂十五克，雞血藤三十克，牛筋二百五十克，薑三片，加水適量，牛筋焯水，強火煮沸後再文火慢慢熬煮二小時，加入適量鹽，就可以食用了。

頸椎病的發生，是一個由輕到重，由局部到整體，從經絡到臟腑的過程。所以，當我們的身體給我們發出警告的時候，就要特別地注意，不要把它當作小毛病。其實頸椎病是很多大病的前兆，所以對於頸椎病要做好預防、養護和調理。

平時坐姿要正確，坐的時間長了，可以站起來做一些小動作，比如「小燕飛」的動作，首先站好，雙腳踮起，身子前傾，雙臂向後伸直，雙手掌展開，重複幾次即

小燕飛

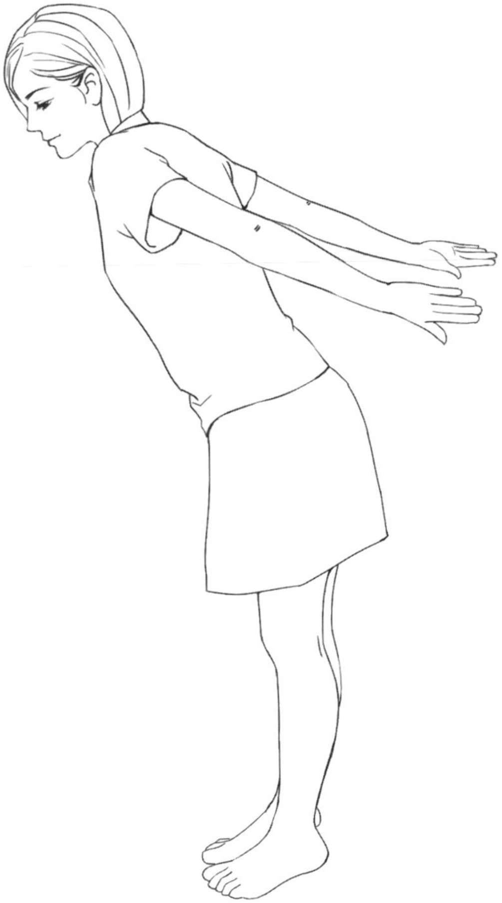

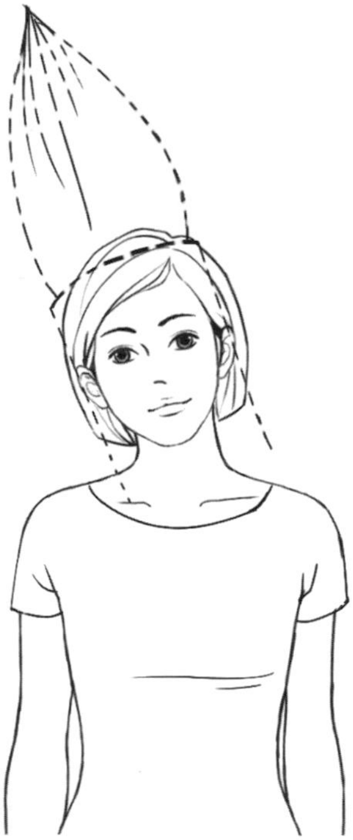

鳳字操

可。也可以做體操。工作或者學習之餘，也可以做「鳳」字操，以頸椎為軸轉動頸部，想像自己的頭就是一支倒立的毛筆，頭是筆桿，頭髮就是筆鋒，而天花板就是用來書寫的紙，讓頭髮在天花板上寫字，頭部盡量不要用力，任何一筆都不要忽視，按筆順一筆一筆地寫，而且字要盡量大一些，讓頸部能充分上下左右進行活動。做的時候，還要注意形神合一，可以閉上眼睛，想像天花板上真正寫出一個龍飛鳳舞的「鳳」字，這樣才能取得最好的治療效果。

七種糖尿病，不同湯與飲

什麼樣的人最容易得糖尿病？一般多以營養過剩，嗜食厚味，脾胃積熱，加之工作緊張，體形偏胖的中年以上者為多見。古稱「脾癉」、「消渴」病，多見口中發甜、黏穢不爽等症。糖尿病是一種富貴病，多伴有高血脂、高血壓，也是一種吃出來的病，我們的治療也應從調理脾胃入手。再者，隨著時代的變遷，飲食結構的變化，社會變革，競爭的加劇，古今糖尿病的發病與治療也發生了很大的變化，不可僅持三消舊說而印萬證，特別是糖尿病在發展過程中，合併症繁多，因此隨證變法，隨機應變方為上策。下面謹介紹幾例實例，以供參考。

氣陰兩虛型，滋陰補腎法

有一位六十七歲的張姓婦女，患糖尿病已經十一年，患病七年後又患上心臟病，曾多次住院接受治療，中藥西藥沒少吃。四年後又因為丈夫的過世心情沉重，情緒極度消沉，使病情加重，就來到我院診治，被診斷為糖尿病性腎病，慢性腎功能不全。

患糖尿病的時間越長，合併腎臟損害的機率就越高。這位患者患病時間久，加上丈夫去世，導致心情過度地憂傷，情緒低落，更會加重糖尿病病情，最終損害腎臟。而她本身就是陰虛的體質，遂成陰津大傷、腎氣虧損之證。

中醫認為「腎主水」，是說腎有對全身水液的調控與排泄的功能，但是由於血中糖分過多，加之高血壓、高血脂等造成腎小球動脈硬化，最終使腎功能下降，出現腎不主水的病理變化。同時腎所主藏的精不足，又不能生髓化血，加之蛋白質的流失，形成體質虛弱、病理性糖毒脂濁這些代謝廢物在體內積蓄的虛實錯雜的局面，所以治療上既要補虛保腎，又要去除體內積水蓄毒，或補或攻，治無定法，藥非一方，須視病情而定。

我給她開了養陰清熱、滋補肝腎、寧心安神之劑，服藥之後再來複診時，病情大有好轉。

除了服藥外，我還給她一些飲食方面的治療，比如用鮮芹菜、白茅根各一百克，冬瓜五百克，赤小豆六十克，先將芹菜和冬瓜略加水煮，用白紗布包住取汁，同白茅根、赤小豆一起煮熟服用。該症型患者的病情既矛盾又複雜，矛盾在腎功能損壞，腎不氣化，一方面代謝廢物不能從小便排出，出現水腫與血中肌酐、尿素氮上升等水毒積蓄，又一方面是腎不氣化，而體內水液不能生化成機體可利用的津液。形成既有陰虛津液不足，又有水腫水泛的局面，治療上單純利尿消腫則更易傷及陰液，而滋陰藥物用多了，又容易影響脾胃功能，加重水濕停聚。

上述這些食品既有利尿消腫，又有生津補陰的作用，可謂一舉兩得，一箭雙雕。

脾腎陽虛型，扁鵲三豆飲

這是脾腎陰陽兩虛的表現，在治療上就要健脾益腎，和胃消腫。腎主水，但除腎外，脾屬土，土可制水，說明脾對水液的運送、津液的化生同樣起到制約的作用，腎臟一旦出了問題，造成水濕氾濫的水腫，這種水濕過盛，脾不但不能治水，而反為水害，可能出現胃腸症狀，如食欲不振、胃部脹滿、噁心、嘔吐或下痢或便秘等症狀。傷了脾胃，消化能力減弱，脾虛運化失職，該升的不升，該降的不降，精微之氣不能生化，體力就會進一步下降。

所以對於很多糖尿病人，我都推薦他服用扁鵲三豆飲。扁鵲三豆飲原方中有甘草，「甘能令人滿」，對於糖尿病病人並不適合，所以我把它去掉了。做法就是用綠豆、赤小豆、黑大豆各五十克，水適量，煮到爛熟，也可以適量食豆或者飲汁，可以當作早飯來吃，也可以當作輔助飲料。

臨床運用時，凡糖尿病有或無蛋白尿者，可酌情用之。在這裡我也教大家一個自我按摩的方法，雙手摩擦腎區、腹部，採用先順時針按摩三十~四十次，再逆時針按摩三十~四十次的方法，左右手交換或同時按摩，最好有微微發熱。還有就是穴位按摩法，取手三里、內關、合谷、足三里、陽陵泉、陰陵泉、三陰交、涌泉穴，用大拇指及小魚際按壓、揉動三分鐘，力度適合就可以，此類方法不受時間和地點的限制，只要有時間，您都可以隨時地做一做。

脾虛胃弱中氣不足型，黃山麥之茶

糖尿病是一種慢性生活習慣病，為了控制血糖，降低糖化血紅蛋白的數值，人們大多控制食量，控制糖分的攝入或抑制飲食中糖的分解或吸收，來達到其目的。但是這裡有一個矛盾問題，我們知道糖分是補充機體能量的物質，對機體是有益的，攝取一定量的糖分是必需的；而由於胰島素不足等種種原因，血中糖分不能很好地利用，一方面是血糖數值的增高，而另一方面卻是機體可利用的糖分不足。我們控制了糖分的攝取，數值是降下來了，但是人體長期缺乏糖分的利用，熱量、能量就會產生不足，出現氣短心悸，疲勞乏力，倦怠少食，胃中脹滿，手足發冷，身體畏寒等症狀。

在治療上就要健脾益氣，行氣和胃。在用藥的基礎上，建議大家在生活中，要養成病前做好預防，病中做好調養，病癒做好保養的生活習慣。

我給大家一些很好用的保養方法，比如經常用黃芪十克，山楂五克，炒麥芽十克，泡水喝。

這裡還要再說說糖尿病病人的散步。有的病人我告訴他飯後要散步一小時，他給自己定散步任務，例如要從這裡走到公園，再走回來。散步可以走得慢些，但是時間要足。例如有一個病人，他走路快，散步四十分鐘就停止了，我就跟他說，你可略增加一些時間。後來他說：「我走到五十分鐘的時候，我這個胃就開始往下走了，它就不那麼滿了，胃裡不堵了。原來我散步四十分鐘，以為就夠了。其實我就差十多分鐘，前面都走了那麼長時間，快見效了，我就不走了。」對於糖尿病病人，我一般建議吃飯後休息二十～三十分鐘，然後散步一個小時，有助於血糖的下降。脾虛胃弱，中氣不足型的患者，平素可服用一些西洋參或紅參之類補氣之品，既可煮水頻頻少飲，也可放入口中慢慢嚼化，或用黃芪與人參同煮，煎水代茶，或放入食物湯中，二者均可益氣健脾改善疲勞，據研究人參、黃芪都具有不同機制的降低血糖作用。

若脾虛便軟乏力者，可適當服用中成藥，參苓白朮散，或補中益氣丸之類。

濕濁困脾型，竹笋西瓜皮鯉魚

中醫說脾主濕而喜燥惡濕，說明消化道中的濕多了，反會影響消化道功能，產生一系列的症狀。糖尿病人多有口渴欲飲以自救的症狀，但是這裡就產生一個問題，如果該病人本身脾胃功能虛弱，對水濕吸收代謝能力有限或病人長期飲水過多，就會造成水濕困脾，蓄積胃腸，泛溢肌膚，出現胃脘停滯堵悶，口甜口黏，胃腸中有漉漉的走水聲，食欲下降，嘔吐，多涎。一方面這種不能很好地吸收利用的水濕停積，另一方面又是機體被吸收可利用的津液的不足，形成越喝越渴的複雜局面。

在治療上就要祛濕健脾，芳香化濁。除了要對症下藥之外，適當的食療和自我調理也是非常重要的，在這裡我給大家說一個很簡單的方法，就是竹笋西瓜皮鯉魚湯。

首先我們取鯉魚一條，鮮竹笋二百五十克，西瓜皮二百克，眉豆三十克，苡仁三十克，紅棗三個，生薑三片，然後把竹笋削去硬殼和老皮後，切成片狀，用清水浸泡一日；眉豆、生苡仁及去核的紅棗水洗後，浸泡一會兒；鯉魚去鰓、去臟，不用去鱗，洗淨；西瓜皮切片狀後，全部材料一起放入瓦煲內，加入清水適量，大火煲沸後，改用小火煲約二個小時，調入適量食鹽和生油就可以了。撈起鯉魚、眉豆、生苡仁拌入醬油，也可佐餐用，此湯品可供二～三人用。

中消肺胃燥熱型，菠菜根湯能幫您

糖尿病在初期階段大多表現為上消或中消即脾胃熱盛，一般來說糖尿病的典型症狀可概括為三多一少，即多食，多飲，多尿而體重減少。而這裡的口渴多飲、消穀善飢，多與脾胃蘊熱有關，中醫認為胃熱則消穀，所以總感飢餓而多食，因為胃中有熱，同時也多伴有口臭、口乾、口渴，牙齦腫脹，或牙齦出血而痛，曾見一糖尿病患者，口臭，氣味濃烈。此外因胃熱，腸中也多積熱，造成大便乾燥，便秘難解，反過來又會加重口腔病症，潰瘍叢生，疼痛難熬。這種脾熱盛的病人還有一個特點，就是皮膚易感染，長癤子容易化膿，所以這類患者，平時不宜吃辛辣、肥甘厚味的食物，抽菸喝酒更要節制。否則就會造成內熱，熱鬱化火，導致胃火亢盛。還有就是心情不好，經常鬱鬱寡歡，也會鬱積化火，使胃火偏盛。所以在治療上我們就要清胃火，潤肺津。

除了用藥，我們還要改善我們的飲食，俗話說「病從口入」，如果在飲食方面做得好，再加上平時的保養和鍛鍊，我相信疾病是不會找上門來的。

我給大家一個很清淡的食療方法，在做的過程中如果懷著一份愉悅的心情，邊做邊聽一些舒心的音樂，把做飯的過程當作是去完成一件藝術品的過程，感覺就會大不一樣。比如這個番薯葉燉冬瓜，在市場上買鮮番薯葉六十克，冬瓜一百克，豬瘦肉一百五十克，燉煮服用。

還可以做菠菜根湯，平時我們吃菠菜時往往會把根部丟掉，其實菠菜根具有很大的營養價值，取鮮菠菜根一百克，雞內金十克，淮山三十克，牛肉一百五十克，同煮服用，每日一次。再有就是雙瓜皮花粉湯，取西瓜皮一百克，冬瓜皮一百克，花粉十克，水煎服，每日二次。

辦法簡單，取材方便實惠，還可以治病防病，或可供您參考一試。

肝腎陰虛型，女貞子茶

我們人體的六〇%是水分，大約二〇%在細胞外液，四〇%在細胞內液，以濡潤皮膚黏膜、臟腑、組織等各部位。可是糖尿病不僅血糖高，尿糖也高，容易造成排尿量增多，久而久之體內水分流失，自然就會出現口乾、皮膚乾燥、形體消瘦等症狀。久之糖尿病由初期的肺胃熱盛，使機體不斷地消耗而逐漸由實轉虛，就形成了肝腎陰虛型糖尿病。

臨床多見頭暈目眩，失眠多夢，耳鳴等症狀；就像植物一樣，如果雨水缺乏，不能灌溉樹木，枝葉就會出現枯槁，反應在人的病理變化上就會出現口乾咽燥，腰膝痠軟，自汗盜汗等陰虛症狀。我們在弄懂了這些病症的原因之後，自然就知道怎樣來調養護理我們的機體了。

除了遵循醫囑服藥之外，我們自己也要有自己的一套護理方案，可以用女貞子茶：女貞子十五克，葛根十克，蘆根十五克，決明子十克，加水適量，煮半小時，代茶飲用。

痰瘀互結，自配粉劑

糖尿病是一種慢性疾患，病程長，併發症多，或侵襲視網膜，造成糖尿病視網膜病變，或引發心腦血管疾病。據統計，糖尿病患者病程在五年以上者誘發下肢血管神經障礙的機率很高，甚則發生壞疽。主要是血栓的形成，使血管狹窄、組織壞死造成的。中醫稱為「瘀血阻絡」或痰瘀互結阻絡，中醫說痲屬頑疾（痰），木屬死血。因此在治療上以祛痰通絡，活血化瘀為要。

這裡我給大家介紹一個小辦法，材料是隨時都可以見到的，就是絲瓜蘿蔔湯，做法也是簡單得很，取白蘿蔔一百五十克、絲瓜二百克，切成丁塊，放入鍋內和豬瘦肉一百克同煮，煮熟加點調味的材料就可以服用。絲瓜成熟曬乾後，其中乾燥的瓤稱為絲瓜絡，具有通行脈絡的作用。

此外，可以經常做下肢按摩，以幫助血液循環，日常生活中要避免久坐、久立，而加重下肢血行障礙。治療中還可以自配一些粉末劑沖服，如水蛭三十克，全蠍十克，天麻三十克，三棱十五克，莪朮十五克，地龍十克，皂角刺十克，共研為細末，每次服用二～三克，日服二次，白水送下，飯後服用。也可以服二十天後，停一週，再繼續用。

前面的幾種病症的治療和自我調理的方法，十分重要。糖尿病患者總以疲勞乏力等氣虛為多見，可堅持服用參葛膠囊以緩解疲勞，同時人參葛根都有生津降糖的作用。體質偏胖的人，多為氣虛或者痰濕，可以結合自己的情況，加強鍛鍊，如散步、打太極、練氣功等。不要一吃飽飯就坐下來。人常說：「飯後百步走，活到九十九。」說的就是這個道理。

在生活中，因為精神過度緊張，或者過於抑鬱，常常會導致人體機能失調，出現血壓升高，心動過速，糖尿病病情加重等。由此可見，除了用藥之外，注意心理養生，科學地安排自己的業餘生活也是必需的，比如可以練字、畫畫、養花、讀書、聽音樂等，以陶冶情操，使心胸開闊。也可以經常去郊外，看一下開闊的大自然，讓自己的心靈更加閒靜，使自己對待生活，對待疾病都有一個全新的認識。

現在的很多生活習慣病，多是吃出來的，隨著物質生活的豐富，營養過盛，偏食、過食、精食都會造成機體營養成分及某種微量元素的過量或缺乏，進而影響人體的健康。所以改變自己的飲食結構是非常必要的，吃東西要多元化。像糖尿病患者就要多吃燕麥、洋蔥、山楂、食醋等食物能幫助脂肪代謝，軟化血管，多吃蘿蔔、山藥、苦蕎麥、苦瓜、胡桃等食物可以降低血糖。

俗話說：「十分病，三分治，七分養。」只要患者能與醫生密切地配合，在積極治療的同時，又能改正不良的生活飲食習慣，順應四季的變化，養護正氣，肯定能戰勝病魔。

國家圖書館出版品預行編目資料

99歲國醫大師無病到天年的養生秘訣 / 路志正 著. --初版.--臺北市：平安文化. 2019.4
面；公分（平安叢書；第627種）（真健康；64）
ISBN 978-957-9314-24-4 (平裝)

1.中醫 2.養生 3.健康法

413.21　　108002945

平安叢書第0627種
真健康 64

99歲國醫大師無病到天年的養生秘訣

作　　者—路志正
發 行 人—平雲
出版發行—平安文化有限公司
台北市敦化北路120巷50號
電話◎02-27168888
郵撥帳號◎18420815號
皇冠出版社(香港)有限公司
香港上環文咸東街50號寶恒商業中心
23樓2301-3室
電話◎2529-1778　傳真◎2527-0904
總 編 輯—龔橞甄
責任編輯—蔡維鋼
美術設計—王瓊瑤
著作完成日期—2012年
初版一刷日期—2019年4月

法律顧問—王惠光律師

讀者服務傳真專線◎02-27150507
電腦編號◎524064
ISBN◎978-957-9314-24-4
Printed in Taiwan
本書定價◎新台幣320元/港幣107元